LA SALUD DE TU PIEL ESTÁ EN LO QUE COMES

PAULA MARTÍN CLARES

LA SALUD DE TU PIEL ESTÁ EN LO QUE COMES

Descubre el poder de la nutrición para
sentirte joven por dentro y por fuera

DIANA

Obra editada en colaboración con Editorial Planeta – España

© 2023, Paula Martín Clares

© 2023, Editorial Planeta, S. A., Barcelona – España

Derechos reservados

© 2023, Editorial Planeta Mexicana, S.A. de C.V.
Bajo el sello editorial DIANA M.R.
Avenida Presidente Masarik núm. 111,
Piso 2, Polanco V Sección, Miguel Hidalgo
C.P. 11560, Ciudad de México
www.planetadelibros.com.mx

Primera edición impresa en España: junio de 2023
ISBN: 978-84-08-27291-5

Primera edición en formato epub: octubre de 2023
ISBN: 978-607-39-0731-6

Primera edición impresa en México: octubre de 2023
ISBN: 978-607-39-0722-4

Aviso legal del editor
El material de este libro solo tiene fines informativos. Dado que cada
situación individual es única, antes de poner en práctica lo que se describe
en este libro, consulta a tu médico. La autora y el editor declinan expresamente
toda responsabilidad por los efectos adversos que puedan derivarse del uso o
la aplicación de la información contenida en este libro.

Impreso en los talleres de Impresora Tauro, S.A. de C.V.
Av. Año de Juárez 343, Col. Granjas San Antonio,
Iztapalapa, C.P. 09070, Ciudad de México
Impreso y hecho en México / *Printed in Mexico*

Este libro es tu libro; cada palabra,
cada página lleva tu nombre.
No serás la primera en leerlo
porque lo has escrito junto a mí,
desde el cielo.
«Somos lo que comemos».

Te quiero,
mamá

ÍNDICE

INTRODUCCIÓN

Toda la vida he tenido claro que mi misión en este mundo es ayudar a todos los que están al otro lado de la pantalla del celular con mi pequeño conocimiento en el sector, pero jamás pensé que la vida me daría la oportunidad de poder ayudarlos a través de un libro. Siempre había soñado con escribir uno, y tenía claro que si algún día lo hacía, sería sobre este tema, por lo que para mí es un sueño hecho realidad que hoy comparto con el mundo.

Quiero empezar por la parte que más me va a costar escribir, pero a la vez la más necesaria para que puedas entender mi historia y por qué elegí escribir un libro de nutrición y piel. Así que aquí estoy, con las manos en el teclado, lista para contarte la historia de cómo la alimentación me ha cambiado la piel y la vida. Actualmente soy una persona muy profesional e intento separar muy bien la vida personal de la laboral, por lo que esta será la primera vez que rompa esa barrera, para que me entiendas mejor.

Desde muy pequeña he estado muy unida al mundo de la salud. Era una niña con numerosas alergias, asma y dermatitis atópica, entre otras muchas cosas, por lo que recuerdo que pasé mi infancia visitando con frecuencia los hospitales. De esa época de hospital en hospital solo me viene una imagen a la mente: mi madre. Ella se preocupó por mí desde el día en que yo nací y me acompañaba a cada cita médica. Mi madre no venía del ámbito sanitario, más bien del de las letras y el derecho, y era una madre primeriza con una hija un tanto rebelde.

Entre otras cosas, nací con alergia a los mariscos, al huevo, a los ácaros, a los animales y al polen, y no fue hasta los 12 años cuando, al desaparecerme la alergia al huevo, pude probar por primera vez mi propio pastel de cumpleaños. A partir de los 14 años, mis alergias cesaron un poco, sobre todo mi asma alérgica, pero empecé a ser consciente de una patología que ya me venía acompañando desde mi nacimiento: la dermatitis atópica. Recuerdo noches y noches sin dormir porque me picaba el cuerpo; recuerdo despertarme con todas las sábanas llenas de sangre por haberme rascado sin querer y también, cómo cada domingo, cuando me levantaba ilusionada por ir a clase de natación con mis amigos, mis padres me decían: «Paula, mejor esperamos una semana más a que te mejores, porque tienes la piel repleta de eczemas», los cuales me escocían al entrar en contacto con el agua.

Tengo grabada en mi mente la imagen de mi madre acudiendo a todas las farmacias, intentando comprar todos los remedios para mí. Era tal nuestra desesperación que cada semana traía a casa algo nuevo de la farmacia para probar. También recuerdo que empezamos a acudir a las mejores clínicas dermatológicas para poder tener los mejores consejos. Recuerdo a mi madre imprimiendo y subrayando todos los artículos que salían sobre dermatitis atópica.

Después llegó uno de los momentos más importantes de mi vida: la elección de la carrera que iba a estudiar. Nadie de mi familia había hecho nada relacionado con el ámbito de la salud, pero yo lo tenía claro desde hacía ya muchos años, diría que desde que ponía a todas mis muñecas en fila y les hacía su expediente personalizado con recetas e informes médicos. Sabía que quería hacer algo relacionado con ello, pues necesitaba aprender a cuidarme a mí misma y poder cuidar a los demás, pero ahí venía el problema: ¿qué? Hablé con numerosas personas para que me ayudaran en la elección, incluso recuerdo que pasé varias semanas viendo el trabajo que realizaban los farmacéuticos en una farmacia de Guadalajara, y es entonces cuando me di cuenta de que quería ser farmacéutica. Porque durante esas semanas allí pude ver que no estaba sola, que había mucha gente como yo que buscaba el consejo y la confianza del farmacéutico. De este modo, inauguré uno de los capítulos más bonitos de mi vida, y empecé a estudiar una carrera dura pero increíble: Farmacia. Es una decisión que volvería a tomar una y mil veces, pero no todo fue tan fácil... Porque también rondaba por mi cabeza estudiar Nutrición. En ese momento, ni yo sabía muy bien qué era la nutrición, pero me gustaba la idea de hacer dos carreras... Y mis padres, muy sabios, me dijeron: «Paula, haz primero Farmacia y luego ya veremos». Y así fue.

Pero ¿por qué tenía yo en la cabeza Nutrición y no Biotecnología u otras carreras compatibles con Farmacia? Dicen que, cuando eres pequeño, tus referentes en la vida y tu mayor ejemplo a seguir son tus padres. En casa siempre hemos cuidado mucho la alimentación, ya que así nos lo había inculcado mi madre desde pequeños. La expresión «Somos lo que comemos», que acuñó el filósofo y antropólogo alemán Ludwig Feuerbach, y de la que mi madre se adueñó, se ha convertido literalmente en un mantra en mi vida. Recuerdo las tres nueces y la fruta todos los días para merendar, que no nos podíamos levantar de la mesa sin antes comer la fruta, o también que todas las mañanas nos hacía un jugo de naranja natural. Y no fue nada fácil para mi madre inculcárnoslo, le costó sudor y lágrimas. Yo era un poco rebelde y siempre he sido de muy mal comer: escondía las nueces y cuando mi madre me descubría... ¡grandes peleas tuvimos en casa por la comida! Ojalá ahora, con 27 años, me cuidaran como lo hacía ella. ¡Lo que daría yo por volver a mi niñez...!

Mi madre era muy feliz cocinando, era una de sus grandes pasiones. Tenía muchos libros de recetas y todo el mundo que la conocía siempre me recuerda que la cocina era uno de sus grandes amores. Entre sus libros había uno que me hizo reflexionar con tan solo 18 años. Trataba sobre los cien alimentos más sanos. Ella lo tenía subrayado, requetesubrayado, con anotaciones... De todos sus libros, ese era uno que siempre me llamaba la atención y me gustaba leer y revisar, sobre todo las anotaciones que escribía en él. Creo que este es el motivo por el que la nutrición siempre ha rondado en mi cabeza.

Una vez que empecé a estudiar Farmacia, me apliqué y me centré al cien por ciento en ella, pero recuerdo a mi madre diciéndome al oído indirecta o directamente: «Yo, si volviera a estudiar, estudiaría nutrición». Yo la animaba mucho a que lo hiciera. Es más, creo que se había planteado seriamente hacerlo cuando mi hermano empezara la universidad y tuviera un poco más de tiempo.

Cuando estaba terminando el primer año de la carrera, a mi madre la diagnosticaron un adenocarcinoma pulmonar. Yo no era médico, no era investigadora, ni siquiera farmacéutica, pero durante esos meses nunca perdí la esperanza, y busqué y busqué formas de ayudarla. Me centré en buscar aquellos alimentos que le pudieran dar más energía, que no le causaran vómitos con la quimio, que la ayudaran a que el cabello le creciera con más fuerza... Y, sin decírselo a nadie más, empecé a recomendárselos poco a poco. Las vueltas que da la vida: ahora era yo la que le ponía las tres nueces para cenar, la que le hacía el jugo de naranja por la mañana, la que le ponía el aguacate en la ensalada...

Por desgracia, mi madre falleció en mi segundo año de carrera, en el año 2015. Perderla fue el gran aprendizaje de mi vida: valorar lo que tienes siempre antes de perderlo. El día que falleció, me prometí a mí misma que terminaría Farmacia y, lo más importante, que después haría Nutrición para poder cumplir su sueño y ahora el mío. Ocho años después estoy escribiendo este libro, que se lo debo a ella. Ojalá estuviera aquí para poder leerlo. Estoy segura de que lo subrayaría en amarillo y escribiría miles de anotaciones. Por eso quiero que puedas utilizarlo como lo haría ella, como una guía de consulta continua; ese libro que siempre tienes a la mano para leerlo una y otra vez.

Durante la carrera, mi alimentación fue horrible. Podría describirse con todos los adjetivos menos «sana»: me centré en estudiar y me abandoné a mí misma. Al llevar una mala alimentación, perdí muchísimo cabello, tenía brotes continuos de dermatitis atópica, mis uñas estaban frágiles y mi piel no tenía luminosidad.

En los últimos años de la carrera de Farmacia descubrí otra de mis grandes pasiones: la piel, el mundo de la dermocosmética. Y por fin, después de muchos años padeciéndola, entendí qué era la dermatitis atópica (hasta entonces, una desconocida para mí) y qué era una psoriasis, entre otras cosas, y me di cuenta de que no estaba sola. Descubrí que había muchísimos pacientes que necesitaban la misma ayuda que yo. De este modo, antes de acabar la carrera ya sabía que quería especializarme en Dermofarmacia.

Y por fin, tras muchos años, llegó el día en el que me di cuenta de que antes de cuidar a los demás tenía que empezar a cuidarme a mí misma. Ocurrió en la época en que, al terminar la carrera, empecé a trabajar en una farmacia de mi barrio mientras estudiaba Nutrición. Para mí supuso un punto de inflexión, en el que descubrí que para cuidarme tenía que aprender mucho aún. Así, empecé a investigar la relación de la dermatitis atópica con la alimentación, cómo mejorar la caída capilar, etc. Fui aprendiendo sobre nutrición y sobre dermo-farmacia por separado, e iba aplicándome todos los consejos a mí misma como si fuera mi propio paciente. Supuso un cambio radical: vi cómo recuperaba el cabello que había desa-parecido desde el primer año de carrera, cómo mis amigos se admiraban («Paula, qué bien tienes la piel»), cómo controlaba mi cuerpo espaciando los brotes de dermatitis atópica... Y, na-turalmente, vi que quería ayudar a más personas como yo. Me centré en el asesoramiento dérmico y nutricional en la farma-cia, y cada día tenía más *feedback*.

«Soy lo que como» es una de las frases que mi madre más repetía. Siempre soñé con tener su cabellera larga y voluminosa. Siempre, cuando tenía brotes de atopia o cuando decía que quería tener las uñas fuertes de mi madre, me respondía que de-bía comer mejor. Hoy, tras toda mi formación e investigación, sé muy bien cuán cierto es que somos lo que comemos. La frase de Ludwig Feuerbach se ha convertido en el lema de mi vida, y aquí estoy, juntando en estas páginas mis dos pasiones: la piel y la nutrición. Habrá, quizá, quien piense que no tienen ninguna relación, pero por eso estoy aquí: para mostrar lo uni-das que están.

Antes de entrar ya en materia, me gustaría recalcar otra cita. Se trata de una de las tantas frases memorables del padre de la medicina moderna, Hipócrates: «Que tu medicina sea tu alimento, y el alimento, tu medicina». Eso es lo que pretendo transmitir en cada uno de los capítulos siguientes, en los que veremos cómo la alimentación puede ser nuestra mejor medi-cina para tener una piel y un cabello sanos. Espero que esta lectura te guste y, sobre todo, que te ayude tanto como a mí.

1
LA PIEL Y LA IMPORTANCIA DE LA ALIMENTACIÓN

La piel es el órgano más grande del cuerpo humano y uno de los más importantes. Es un órgano muy sensible que cubre una superficie equivalente a casi dos metros cuadrados y puede pesar hasta diez kilogramos.

Se trata de nuestra principal barrera protectora, aísla el organismo del medio externo que lo rodea (sustancias tóxicas, químicas, radiación ultravioleta y microorganismos patógenos), lo protege y contribuye a mantener íntegras sus estructuras. También actúa como sistema de comunicación entre el entorno que nos rodea y los órganos internos, es el receptor de una gran cantidad de información externa que accede al organismo por el tacto, la presión, la temperatura y los receptores del dolor.

Además, la piel también es el espejo que muestra cómo nos sentimos, cómo nos encontramos y cómo estamos por dentro. Representa nuestro estado emocional (cuando nos sonrojamos, cuando estamos pálidos o cuando estamos nerviosos) y también es el lugar de expresión de alteraciones internas del organismo. Es un órgano vital que debemos cuidar y mantener en buen estado para que sea capaz de realizar correctamente sus múltiples funciones, las cuales veremos a continuación.

Ya hemos hablado de que su función principal es la de protección frente al medio externo; protege al cuerpo humano de cualquier ataque (golpes, quemaduras, presión, gérmenes, etc.). Por ejemplo, la melanina no solo proporciona pigmento a nuestra piel, sino que también nos protege de los rayos dañinos que provienen del sol (radiación ultravioleta). Es un órgano muy selectivo que reconoce aquello que es dañino para el cuerpo y lo que es beneficioso. Pero también presenta otras múltiples funciones, como regular la temperatura corporal mediante la transpiración, la dilatación y la contracción de los vasos sanguíneos y la adaptación del cabello (con la piel de gallina y el erizado del vello); a través de la sudoración conseguimos enfriar nuestro cuerpo; cuando tenemos frío, los vasos sanguíneos subcutáneos se llenan de sangre para mantener el calor. Estos procesos permiten que nuestro organismo siempre trabaje con la temperatura óptima y que reaccionemos a la temperatura externa.

Otra función de este órgano es el mantenimiento de la hidratación de nuestro cuerpo. La piel está formada por un 70% de agua. Una buena hidratación contribuye a mantener su elasticidad, firmeza y flexibilidad, lo que facilita una mejor cicatrización y previene el surgimiento de arrugas. Al ser impermeable, impide que el agua se pierda y, además, nos avisa a través de una apariencia que conocemos como «piel seca» o escamosa cuando dicho porcentaje se ve disminuido. De esta manera podremos actuar en consecuencia. La piel es un gran almacén tanto de agua como de lípidos (grasa).

Otra de sus principales funciones es la inmunidad, puesto que es la primera barrera natural cuando nuestro cuerpo es atacado por gérmenes y bacterias. Trabaja conjuntamente con el sistema inmunitario para impedir que estos agentes dañinos entren en nuestro organismo.

También interviene en la síntesis de vitamina D. Uno de los efectos positivos del sol sobre la piel es la síntesis de esta vitamina, muy necesaria para partes de nuestro cuerpo como los huesos o los dientes. Al igual que produce unas cosas, se deshace de otras: diversas sustancias que son nocivas para la salud se eliminan del cuerpo a través del sudor y la secreción sebácea. Aparte de sus funciones anteriores, se encarga de expulsar las células muertas de nuestro organismo y así mejorar procesos de cicatrización.

Dado que se trata de un órgano muy sensorial, el organismo capta sensaciones de tacto, calor, frío, presión o dolor, lo que le permite interactuar con el medio ambiente y relacionarlo con el sistema nervioso central.

El estado de la piel ejerce un impacto significativo sobre nuestra autoestima, y nuestra calidad de vida y nuestro bienestar emocional, por lo que es de gran importancia cuidarla y favorecer su buen funcionamiento.

LA ESTRUCTURA DE LA PIEL

La piel consta de tres capas y cada una cumple con una función específica:

1. Epidermis
2. Dermis
3. Capa de grasa subcutánea o hipodermis

La epidermis o capa externa

Es la capa más externa de la piel, es relativamente fina y resistente y nos protege frente a toxinas, bacterias y la pérdida de líquidos.

La epidermis está compuesta por cinco subcapas o estratos: la capa basal (la más profunda), la capa espinosa, la capa granular, la capa clara y la capa córnea (la más superficial).

Los queratinocitos son las células más abundantes en esta capa externa y forman la cubierta protectora de la epidermis.

Se denominan así porque fabrican una proteína llamada queratina, que es impermeable al agua y protege la piel y los tejidos de las agresiones y abrasiones externas. Los queratinocitos se originan en la capa más profunda de la epidermis, la «capa basal», y lentamente van migrando hacia la superficie de la piel, a la «capa córnea». Es entonces cuando se desprenden las células ancianas de la superficie de la piel de forma gradual y son reemplazados por las células jóvenes, que son empujadas desde abajo, desde la capa más interna de la piel a la superficie. Este proceso, que muchas veces no comprendemos *a priori*, es lo que comúnmente conocemos como exfoliación o *peeling*. Los queratinocitos son células que van madurando hasta que se eliminan por un proceso natural de descamación, se van renovando constantemente y cuando nos desprendemos de ellos son lo que conocemos como «piel muerta».

Asimismo, en la epidermis se encuentran los melanocitos, que son células repartidas por toda la capa basal y producen un pigmento: la melanina, cuya función principal (además de determinar en gran medida el tono de la piel) es la de filtrar los rayos ultravioletas del sol, que dañan el ADN y pueden tener numerosos efectos nocivos, incluso el cáncer de piel.

Y, por último, la epidermis también está compuesta por las llamadas células de Langerhans, que forman parte del sistema inmunitario de la piel y que, a la vez que ayudan a detectar sustancias extrañas, defienden el cuerpo frente a las infecciones.

La dermis o capa intermedia

La dermis, también llamada capa intermedia, es una capa delgada de tejido fibroso y elástico, parecida a una esponja fibrosa, que desempeña un doble papel: el de ser una barrera de resistencia y, a la vez, un centro de alimentación de la capa más externa (la epidermis).

Las principales células que encontramos en la dermis son los fibroblastos, que contribuyen a la formación de tejido conectivo, un material celular fibroso que soporta y conecta otros tejidos u órganos del cuerpo. Los fibroblastos son responsables de la síntesis y degradación de las proteínas dérmicas (el colágeno y la elastina).

El colágeno es una proteína y la hay de distintos tipos según la parte del cuerpo, incluyendo el cabello, la piel, las uñas, los huesos, los ligamentos, los tendones, el cartílago, los vasos sanguíneos y los intestinos. El colágeno desempeña muchas funciones diferentes en el organismo: ayuda a reforzar los huesos, permite que la piel y los tendones se estiren y facilita la cicatrización después de sufrir una lesión.

La elastina es una proteína del tejido conjuntivo que proporciona elasticidad a los tejidos (piel, ligamentos, arterias, etc.), ya que sus fibras se encuentran entrelazadas, lo que le confiere al lugar donde se localiza gran capacidad de expansión sin deformarse.

Otras células halladas en la dermis son los macrófagos y los linfocitos, que forman parte del sistema inmunitario de la piel. Los macrófagos proceden de células precursoras de la médula ósea, que se dividen y dan lugar a monocitos (un tipo de leucocito), que tras atravesar el epitelio de los capilares y penetrar en el tejido conjuntivo, se convierten en macrófagos. Los linfocitos, en cambio, son células inmunitarias elaboradas en la médula ósea que se encuentran en la sangre y el tejido linfático.

Ambos tipos de linfocitos son los linfocitos B y los linfocitos T; los linfocitos B elaboran anticuerpos, y los linfocitos T ayudan a destruir las células tumorales y a controlar las respuestas inmunitarias. Un linfocito es un tipo de glóbulo blanco.

Esta capa también contiene terminaciones nerviosas, glándulas sudoríparas y glándulas sebáceas, folículos pilosos y vasos sanguíneos, cuyo número varía según la parte del cuerpo. Por ejemplo, la zona superior de la cabeza tiene gran cantidad de folículos pilosos, mientras que las palmas de las manos y las plantas de los pies carecen de ellos.

Pero, sin duda alguna, los dos componentes más importantes de esta capa son el colágeno y la elastina, tan importantes en la elasticidad, flexibilidad y regeneración de la piel y en el envejecimiento prematuro.

Hipodermis, capa de grasa o capa interna

Debajo de la dermis se encuentra la hipodermis, la parte más profunda de la piel. Consiste en una capa de grasa que ayuda a aislar el cuerpo del calor y del frío, proporciona un relleno protector y sirve para almacenar energía. La grasa se almacena en células conocidas como adipocitos, que están unidas entre sí por un tejido fibroso. El grosor de la hipodermis puede variar desde una fracción de centímetro en los párpados hasta varios centímetros en el abdomen y en las nalgas.

Como hemos visto, la piel cumple varias funciones importantes, de manera que cualquier alteración en su funcionamiento o aspecto puede tener consecuencias importantes en la salud física y mental. En los siguientes capítulos veremos los diferentes tipos de piel, según su funcionamiento y características, y también algunas de las patologías más importantes de la piel por un mal funcionamiento de esta, como puede ser el caso de la dermatitis atópica, la psoriasis, la rosácea y el acné.

La piel es también un reflejo de cómo estamos por dentro, y en muchas situaciones actúa como una señal de alerta de ciertas enfermedades. Este es el motivo por el que es tan importante saber escucharla, saber qué nos pide y cuidarla, mimarla. En el momento que aprendas a detectar qué es lo que tu piel necesita, habrás conseguido un gran logro, y ya te adelanto que no es nada fácil; yo lo he logrado después de muchos años de trabajo.

LOS TIPOS DE PIEL

Para comprender las necesidades de cada tipo de piel, lo primero es conocerla. A continuación veremos los diferentes tipos de piel, según su funcionamiento y características. Es importante conocer la gran variedad de pieles que hay, ya que cada tipo tendrá unas características propias y requerirá cuidados específicos. Esto viene determinado por la genética, aunque también se verá afectado por otros factores, como la edad, las agresiones externas, la temperatura y la humedad ambiental.

Según estas características, podemos encontrar cinco tipos de piel sana: normal, seca, grasa, mixta (tiene propiedades de la grasa y de la seca) y sensible.

Piel normal

La piel normal hace referencia a una piel en buen equilibrio; no es demasiado grasa ni demasiado seca. Personalmente no creo mucho en las pieles normales, bajo mi punto de vista no existe la perfección, y es muy poco habitual encontrar a personas con la piel normal. En lo que llevo de carrera no he encontrado muchas de este grupo.

Es una piel que presenta una textura regular, firme, con mínimas líneas finas y arrugas, sin imperfecciones y un aspecto suave y limpio. Además, no tiende a reaccionar negativamente a los nuevos productos o a los cambios de clima. También se trata de una piel en la que no sientes constantemente la necesidad de hidratarte o de secarte la grasa de la cara durante el día ni sientes sensación de tirantez.

Principales características:

- Textura de piel tersa, suave al tacto
- Poros pequeños, invisibles y cerrados
- Aspecto limpio y saludable
- Buena hidratación

Piel sensible

La piel sensible, también conocida como piel irritable, es una piel más propensa a reaccionar a estímulos a los que la piel normal no reacciona. Su fragilidad suele ir acompañada de sensaciones de incomodidad, como calor, tirantez, enrojecimiento o picor. En estas pieles hay una pérdida de la función barrera (o protectora), lo que facilita la entrada de microorganismos y sustancias irritantes, y aumenta la posibilidad de sufrir infecciones y reacciones alérgicas. Se trata de pieles delicadas que necesitan mayores cuidados para combatir la sequedad, la aspereza y el aspecto que habitualmente presenta. La piel sensible puede ser causada por la genética, las alergias o los factores ambientales.

Principales características:

- Piel que se ruboriza con facilidad
- Erupciones
- Se irrita con facilidad
- Picazón o ardor después de usar un producto para el cuidado de la piel
- Sensación de tirantez

Piel seca

La piel seca es un tipo de piel que produce menos sebo que la piel normal. Como consecuencia, carece de los lípidos que necesita para retener humedad y formar un escudo protector frente a influencias externas. Los signos y síntomas de la piel seca pueden variar en función de distintos factores, como la edad, el estado de salud o de cuál sea su causa, aunque suele percibirse como una piel tirante y áspera, con aspecto apagado, y puede dar lugar a descamación, picor, enrojecimiento y pequeñas grietas. Es una piel que tiende a la formación de arrugas y al enrojecimiento en las partes más sensibles. En muchos casos, la piel seca suele ser algo temporal causado por factores externos, como el clima, la baja humedad del aire y la inmersión en agua caliente, aunque en algunas personas es un tipo de piel para toda la vida. Si no se cuida correctamente, puede provocar otros problemas cutáneos, como eczemas, o ser más propensa a sufrir infecciones, ya que se puede agrietar y quedar más expuesta a bacterias.

Principales características:

- Textura áspera, con descamación
- Tono apagado
- Piel muy fina y con poca elasticidad, sensación de tirantez y picor
- Poros cerrados
- Mayor tendencia a las irritaciones y el enrojecimiento

¡Y mucho cuidado: una piel deshidratada no es sinónimo de una piel seca! Muchas veces se confunden, ya que una piel normal, grasa o mixta también pueden sufrir deshidratación.

La sequedad y la deshidratación son dos características separadas, pero tienen síntomas muy similares. La piel seca es causada por la falta de grasa en la piel, mientras que la deshidratada es el resultado de que la piel no retiene suficiente humedad.

Piel grasa

La piel grasa se caracteriza por tener una elevada producción de sebo y es una piel en la que abundan los brillos y los poros visibles. Se produce como resultado de un exceso de producción de grasa por las glándulas sebáceas y suele estar determinada por causas genéticas u hormonales. Es un tipo de piel frecuente en adolescentes y jóvenes menores de 30 años, y suele estar más relacionada con la aparición de acné, pero, una vez más, aclaro la diferencia: una cosa es tener una piel grasa y otra muy distinta tener una piel acneica.

Principales características:

- Aspecto brillante
- Poros muy dilatados y abiertos
- Tendencia a espinillas y puntos negros

Piel mixta

La piel mixta se caracteriza porque en la cara habrá zonas más secas o más grasas. Según la localización, tiene características de la piel seca y grasa, ya que la distribución de las glándulas sebáceas y sudoríparas no es homogénea. La zona más grasa suele corresponder a la zona T (frente, nariz y barbilla), mientras que en las mejillas la piel es normal o seca.

Principales características:

- Brillo en la nariz, frente y barbilla
- Mejillas y sien más secas
- Predominio de poros dilatados

La deshidratación de la piel

Mientras que la piel seca sí es un tipo de piel, la piel deshidratada solo es un fenómeno que puede afectar a todos los tipos de piel en un momento u otro de la vida, y es reversible y pasajero. Se caracteriza por sensaciones de tirantez localizada y puntual y se debe a una mala fijación y a la pérdida de agua de forma excesiva. Hay un malestar cutáneo, se perciben asperezas y a veces descamaciones, aparecen las conocidas arrugas de deshidratación en zonas como el pómulo y el contorno de los ojos, y hay una falta de luminosidad y suavidad en la piel, pero es solo porque a la piel le falta agua.

Las causas de una piel deshidratada pueden ser variadas. Entre ellas tenemos:

- Factores ambientales, como el frío, el invierno, el viento, la contaminación, los rayos uv, etcétera.
- Factores externos, como el tabaco o el alcohol.
- Factores emocionales, como el estrés o el cansancio.
- Determinados tratamientos con fármacos, como los destinados a combatir el acné o el colesterol.
- Productos cosméticos demasiado agresivos, detergentes, decapantes y desecantes, etcétera.

Quiero que te quedes con que la deshidratación de la piel o la piel deshidratada no es un tipo de piel, es un estado de la piel, pasajero, el cual podemos mejorar y modificar. Al ser un estado de la piel, cualquier tipo de piel lo puede sufrir, y es muy habitual encontrarnos con pieles grasas, pieles mixtas y pieles secas deshidratadas.

clasificar los nutrientes según la cantidad que necesitamos de ellos: los macronutrientes (hidratos de carbono, proteínas y grasas) son necesarios en grandes cantidades y nos aportan energía, y los micronutrientes (vitaminas y minerales) son necesarios en pequeñas cantidades y no nos aportan energía.

Una dieta equilibrada debe contener todos los grupos de alimentos y las cantidades suficientes de nutrientes para que el organismo pueda realizar todas sus funciones (reguladoras, plásticas y energéticas). Su consumo no debe ser excesivo, pues esto conduce a desequilibrios, como pueden ser niveles altos de colesterol o hipertensión.

La OMS (Organización Mundial de la Salud) ha establecido las siguientes proporciones:

- Los hidratos de carbono deben proporcionar al menos un 55-60% del aporte calórico total.
- Las grasas no deben superar el 30% de las calorías totales ingeridas.
- Las proteínas deben suponer el 15% restante en la dieta.

Aunque parece fácil de seguir, la dieta de las sociedades más desarrolladas no cumple estas proporciones y el aporte de grasas y proteínas es mucho mayor de lo que debiera. Se recomienda reducir la ingesta de grasas saturadas por las poliinsaturadas y las monoinsaturadas, que están presentes en el pescado y en los vegetales.

Y ahora, ya sabiendo esto, podemos ir viendo más a fondo la importancia de cada uno de ellos en la alimentación y sobre todo en la piel.

Los hidratos de carbono

Los hidratos de carbono, carbohidratos o glúcidos son compuestos orgánicos cuya función primordial es aportar energía al cerebro, pero no todos los carbohidratos son iguales, y no todos son beneficiosos, por lo que es muy importante fijarnos en la calidad de los hidratos de carbono. Existen dos tipos de carbohidratos:

- Hidratos de carbono simples: alto nivel energético de corta duración. Los azúcares simples se digieren rápidamente y tienen muy poco valor nutritivo, porque no contienen suficientes nutrientes esenciales. Son los que debemos evitar todo lo posible, aportan mucho azúcar en muy poco tiempo, y este azúcar queda almacenado, lo que favorece enfermedades como la diabetes y el sobrepeso. Los refrescos, el azúcar blanco normal, los jugos procesados o el pan blanco son algunos ejemplos de azúcares simples.
- Hidratos de carbono complejos: alto nivel nutricional y energía duradera. Los carbohidratos o azúcares complejos son en su mayoría ricos en fibra, vitaminas y minerales. Tardan más tiempo en ser digeridos, por lo que no aumentan los niveles de azúcar en la sangre tan deprisa como los azúcares simples, aportan energía de forma más prolongada y son muy saciantes. Son los que debemos consumir para llevar una alimentación variada y equilibrada y se encuentran en el pan integral, la pasta, el arroz y los cereales integrales y sus derivados en general.

Los hidratos de carbono complejos deben dominar siempre sobre lo simples, puesto que los niveles alterados de glucosa en la piel pueden causar cambios estructurales y en las funciones de barrera, perjudicando los procesos de reparación y cicatrización. Un exceso de azúcar en el torrente sanguíneo puede causar glicación, una reacción química natural que se da cuando los niveles de esta sustancia en la sangre rebasan lo que nuestra insulina puede procesar. La glicación perjudica los elementos de la piel que la mantienen «elástica»: el colágeno y la elastina, proteínas que dan sostén y firmeza a nuestra piel. Por otro lado, al consumir azúcares simples hay un aumento de la insulina, lo que favorece la producción de sebo y el aumento de hormonas andrógenas, que facilitan la obstrucción de los poros y el empeoramiento de enfermedades como la rosácea o el acné.

Las proteínas

Las proteínas son grandes moléculas formadas por aminoácidos. Los aminoácidos, a su vez, son moléculas que se combinan para formar proteínas. Los aminoácidos y las proteínas son los pilares fundamentales de la vida; cuando las proteínas se digieren o se descomponen, los aminoácidos se acaban. El cuerpo humano utiliza aminoácidos para producir proteínas con el fin de ayudar al cuerpo a descomponer los alimentos, crecer o reparar tejidos corporales, entre otras funciones.

Los aminoácidos se clasifican en tres grupos: aminoácidos esenciales, no esenciales y condicionales.

- Los aminoácidos esenciales son los que no puede producir el cuerpo y es muy importante que se ingieran a través de la alimentación. Son la histidina, la isoleucina, la leucina, la lisina, la metionina, la fenilalanina, la treonina, el triptófano y la valina.
- Los aminoácidos no esenciales son los que nuestro cuerpo puede producir, aunque no los consumamos a través de los alimentos. Son los siguientes: la alanina, la arginina, la asparagina, el ácido aspártico, la cisteína, el ácido glutámico, la glutamina, la glicina, la prolina, la serina y la tirosina.

- Los aminoácidos condicionales son los que no son esenciales excepto en momentos de enfermedad y estrés. Son la arginina, la cisteína, la glutamina, la tirosina, la glicina, la ornitina, la prolina y la serina.

Debido a que existen multitud de proteínas diferentes, sus funciones también son igual de diversas. Aun así, su función principal es la estructural. Componen los huesos, los músculos, la piel y los órganos; son el material de construcción que forma el cuerpo. Aparte de esta, también tienen otras funciones, como intervenir en el metabolismo, participar en el sistema inmunitario y transportar sustancias por la sangre, entre otras. También pueden producir energía en caso de no poder obtenerla de otros nutrientes. Se encuentran en alimentos como la carne, el pescado y los mariscos, los huevos, las legumbres o los frutos secos, y también se obtienen de los cereales, pero en menor cantidad.

Una ingesta adecuada de proteínas es esencial para la salud de la piel. Como hemos visto, las proteínas son los bloques de construcción de los diferentes tejidos del cuerpo. La piel está compuesta en gran medida de colágeno y elastina, las dos proteínas que le dan su firmeza y elasticidad. La ingesta insuficiente de proteínas puede causar una disminución en la producción de colágeno y elastina, lo que puede resultar en una piel flácida, arrugada y con mayor tendencia a las arrugas, y un cabello frágil.

Es importante que nos aseguremos de ingerir un aporte de proteínas adecuado y consumir los alimentos ricos en ellas para mantener una piel sana y radiante.

Las grasas o lípidos

Las grasas, también llamadas lípidos, son moléculas que se caracterizan por ser insolubles en agua. Su función principal es la de aportar energía y son la manera en la que nuestro cuerpo la almacena, aunque también tienen otras funciones importantes, ya que están implicadas en el transporte, la absorción y la formación de ciertas vitaminas. Forman parte de algunas hormonas y también de las membranas de las células.

Igual que en los carbohidratos, en las grasas es muy importante ver su calidad, puesto que no todas las grasas son buenas para la salud. Se pueden clasificar en ácidos grasos (saturados e insaturados) y colesterol.

- Los ácidos grasos saturados se encuentran en las carnes, los lácteos y derivados, como la mantequilla, y en el huevo. También en algunas grasas vegetales, como el aceite de coco y el de palma.
- En el grupo de los ácidos grasos insaturados encontramos los monoinsaturados (presentes en el aceite de oliva, el aguacate, los frutos secos y las semillas) y los poliinsaturados. En este segundo grupo se encuentran las grasas omega 3 y omega 6, que son ácidos grasos esenciales; es decir, que no podemos fabricarlos. Este tipo de sustancias las encontramos en el pescado azul y los frutos secos.
- El colesterol solo se encuentra en los alimentos de origen animal. Tiene funciones importantes en la membrana de las células y forma algunas hormonas además de la vitamina D. Tener unos niveles de colesterol en la sangre demasiado altos hace que aumente el riesgo de sufrir enfermedades cardiovasculares.

La población de hoy en día suele pensar que todas las grasas son malas, pero eso no es así. Las grasas insaturadas son necesarias y saludables (de hecho, solemos llamarlas, «grasas buenas», ya que ayudan a cuidar el corazón), y son las que debemos consumir en nuestro día a día.

En función del tipo de grasa que consumamos tendremos un efecto beneficioso o prejudicial en la piel.

Las ceramidas son una familia de lípidos que tienen un gran protagonismo en nuestra piel: tienen un papel enorme en la función barrera. Las ceramidas actúan como un pegamento, ayudando a mantener unidas las células de la piel. Su déficit se ha asociado con algunas alteraciones de la barrera permeable, como pueden ser las dermatitis y la psoriasis. Debemos incorporar a nuestro día a día alimentos ricos en omega 3, como pescados grasos y semillas de linaza, ricos en ceramidas, para así mantener una piel saludable.

Por otro lado, un consumo excesivo de grasas saturadas junto con una mala alimentación provoca flacidez, envejecimiento prematuro y acné. El exceso en el consumo de alimentos procesados y grasas saturadas puede provocar un aumento de la producción de sebo en la piel, lo que puede desencadenar problemas como acné severo y otras afecciones en el tejido cutáneo que iremos viendo a lo largo de los capítulos venideros.

Las vitaminas

Las vitaminas son sustancias orgánicas y su composición es muy variable. Son micronutrientes que necesitamos en pequeñas cantidades, pero que tienen funciones importantes, por lo que son imprescindibles para el buen funcionamiento del organismo.

Son nutrientes esenciales con una función reguladora, es decir, ordenan y gestionan reacciones químicas del metabolismo en las células. Por ese motivo, cada vitamina tiene funciones muy diferentes y actúa en distintos procesos.

Encontramos dos tipos de vitaminas:

- Vitaminas liposolubles: son la A, la D, la E y la K. Son solubles en grasas y las necesitan para poder absorberse. Principalmente las encontramos en alimentos grasos.

- Vitaminas hidrosolubles: son las ocho vitaminas del grupo B: tiamina o B1, vitamina B2, niacina o B3, B5, B6, B8, B9 y B12. También forma parte de este grupo la vitamina C. Son solubles en agua, por eso se denominan hidrosolubles.

Las vitaminas tienen un papel fundamental para mantener una piel saludable, pero eso ocurre en especial con las vitaminas A, B3, B6, C y E, como veremos a continuación.

- **La vitamina A:** favorece la cicatrización, regula la producción de sebo, le proporciona suavidad a la piel y refuerza sus defensas naturales, ayuda a reducir la aparición de arrugas y manchas, y la mantiene tersa y elástica. Además, ayuda a prevenir la pérdida de humedad y a mantener una piel hidratada. La encontramos en alimentos como las zanahorias, las espinacas, el brócoli, la naranja y la manzana.
- **La vitamina B3 (niacina):** protege y prepara la piel cuando la exponemos al sol. A veces se usa para prevenir las alergias solares. Se encuentra en el pollo, las nueces y el pescado.
- **La vitamina B6:** equilibra las pieles grasas, reduciendo la secreción de las glándulas sebáceas. Se encuentra en el pollo, el cerdo, el pescado, las papas, los plátanos y en los alimentos integrales.
- **La vitamina C:** favorece la cicatrización de la piel, interviene en el aumento de las defensas del organismo contra las infecciones, es indispensable para la formación del colágeno (proteína existente en el tejido cutáneo) y tiene una importante función antioxidante, pues destruye los radicales libres y protege la piel contra los rayos ultravioleta. Es una vitamina clave para retrasar el envejecimiento de nuestra piel. Se encuentra en frutas y verduras, especial-

mente en los cítricos, las fresas, los kiwis, los limones, las naranjas y las toronjas.

- **La vitamina E:** es un nutriente esencial para la piel humana debido a sus propiedades antioxidantes y antiinflamatorias (lo que ayuda a reducir la inflamación y el enrojecimiento de la piel), retrasa el envejecimiento cutáneo, neutraliza los radicales libres y ayuda a prevenir la aparición de arrugas y manchas en la piel. Se encuentra en el germen de trigo y en el aceite de oliva, la yema de huevo, los cereales integrales, las legumbres, las verduras de hoja verde, las nueces y el pescado.

Los minerales

Los minerales son sustancias inorgánicas. Algunos están en el cuerpo formando parte de estructuras sólidas como los huesos y los dientes; ese es el caso del calcio, por ejemplo. Otros están disueltos en el organismo.

Tienen diversas funciones, aunque principalmente actúan como reguladores en distintos procesos del metabolismo. Los que necesitamos en cantidades más relevantes son el calcio, el magnesio, el fósforo, el zinc, el sodio, el potasio, el cobre, el flúor, el hierro y el yodo.

Y tanto en la piel como en el cabello y las uñas hay dos que nunca pueden faltar: el selenio y el zinc.

- **El selenio** tiene una acción antioxidante que contribuye al retraso del envejecimiento de las células cutáneas. Se encuentra en los huevos, los productos lácteos y los champiñones.
- **El zinc** protege contra los rayos UVA, participa en la formación de colágeno y tiene propiedades antiinflamatorias. Se encuentra en la carne, la leche, los huevos y los mariscos.

Prebióticos y probióticos

Y por último, y no menos importante, quiero hacer una mención especial a los probióticos y los prebióticos. Una alimentación rica en estos alimentos (como el kéfir) mejora la salud intestinal y, por tanto, nuestra piel, como veremos en el siguiente capítulo, en el que lo desarrollaremos con más profundidad.

ALIMENTOS Y SUSTANCIAS QUE PERJUDICAN NUESTRA PIEL

Debemos cuidar mucho la alimentación, ya que son muchos los alimentos que van a dañarnos la piel. No solo nos tenemos que fijar en comer alimentos saludables, sino también en evitar comer aquellos que perjudican nuestra salud y, por supuesto, también nuestra piel, ya sea deshidratándola, haciendo que pierda elasticidad, inflamándola, desarrollando dermatitis atópica, rosácea o aumentando los niveles de grasa, lo que provocaría la aparición de acné.

A continuación te muestro una lista de esos diez alimentos que debemos evitar consumir y, por ende, no deben aparecer en nuestra lista de compras.

1. **El alcohol.** Como bien sabemos, afecta al funcionamiento del hígado, lo que yo conozco como la lavadora de nuestro cuerpo, dificulta la correcta limpieza de nuestro organismo y, centrándonos en la piel, dificulta la limpieza de toxinas que actúan causando arrugas, hiperpigmentaciones y acné. Además, el alcohol es muy deshidratante y su consumo tiene como resultado una piel seca y escamosa, en la que, por tanto, las arrugas serán más visibles. Al mismo tiempo, una deshidratación de la piel está relacionada con su envejecimiento prematuro; hay estudios que

indican que su deshidratación puede hacerte parecer diez años mayor. El alcohol es uno de los productos más inflamatorios que hay, su consumo perjudica todas las enfermedades inflamatorias de la piel, como es el caso de la dermatitis atópica, la rosácea y el acné, y provoca un mayor enrojecimiento.

Por otro lado, su consumo conlleva la reducción de los niveles de vitamina A que, como hemos visto, es un elemento de gran importancia para la piel. Esto causa un envejecimiento prematuro de este órgano.

2. **Los alimentos procesados.** Tal como se ha mencionado al principio del capítulo, hay grasas saludables y grasas no saludables. Las no saludables suponen un gran riesgo para la salud, puesto que favorecen la aparición de enfermedades cardiovasculares, pero también son agentes deshidratadores de la piel, y la deshidratación favorece la aparición de arrugas. Desde aquí confirmo que en una piel deshidratada y seca es mucho más fácil que aparezcan arrugas.

3. **La sal.** Seguro que ya sabes que un exceso de sodio provoca una mayor retención de líquidos. Esa retención de líquidos que todos conocemos también se puede ver reflejada en la piel, como en la aparición de bolsas provocadas por la retención de líquidos. Una elevada ingesta de sal puede generar falta de agua en el organismo y deshidratación en la piel, entre otras muchas cosas.

4. **Alimentos fritos.** Destacan por la presencia de grasas saturadas y de sal. Todos conocemos lo perjudiciales que son para la salud, sobre todo para el colesterol, pero ¿sabes lo perjudiciales que son para la piel? Su consumo provoca que la piel se apague temporalmente, por lo que pierde brillo y elasticidad. Es un alimento que potencia la aparición de arrugas.

5. **Los lácteos.** Su relación con la piel crea gran controversia. Hay evidencia de que el consumo de leche de vaca y de quesos grasos elaborados a partir de esta puede repercutir en nuestra piel en forma de acné, exceso de estrógenos e inflamaciones cutáneas. Se han documentado problemas de aparición de rosácea y acné asociados al consumo de leche descremada, más que al de leche entera, algo que puede deberse a un mayor contenido de azúcar en los productos lácteos bajos en grasa, pero en el capítulo de nutrición y acné entraremos más en profundidad en este tema.

6. **Embutidos y carnes rojas.** Todos conocemos que su consumo en exceso puede agravar el riesgo cardiovascular, aumentar el colesterol malo o LDL, subir los triglicéridos en sangre y causar enfermedades como la obesidad o la diabetes, pero también afectan en gran medida a la piel: la carne procesada es alta en sodio, grasas saturadas y nitratos, causantes de inflamación. La carne grasa se asocia con una producción excesiva de sebo, causante en muchos casos de la formación de acné. Debemos evitar el consumo de carne de cerdo, carne roja (ternera, res, etc.) y embutidos, y sustituirlo por pollo, pavo o proteínas vegetales, como el tofu.

7. **Harinas refinadas.** Los productos ricos en almidón, como la pasta y los panes procesados, provocan un aumento del azúcar en la sangre, que se manifiesta en inflamaciones, y, por tanto, perjudican a todas las afecciones de la piel que presentan inflamación, como el acné, la dermatitis y la rosácea. A su vez, también favorecen el proceso de glicación, en el que el azúcar se adhiere al colágeno (proteína imprescindible en nuestra piel) y, como consecuencia, el colágeno de nuestra piel se vuelve más débil y hay más riesgo de que aparezcan arrugas prematuras.

Para mejorar la salud de nuestra piel debemos sustituir el pan blanco por pan integral, y lo mismo con la pasta y el arroz; la opción integral siempre es la más saludable.

8. **Los mariscos.** Presentan una gran cantidad de yodo, y se ha observado que un exceso de yodo en nuestro organismo puede provocar brotes de acné. También son uno de los alimentos más alérgenos que existen, por lo que pueden provocar hinchazón de labios, enrojecimiento o eczemas en algunas personas más susceptibles.

9. **Comidas y bebidas azucaradas y carbonatadas.** El exceso de azúcar en nuestro organismo daña la estructura del colágeno, clave para mantener una piel flexible, firme y joven. Así pues, el azúcar puede provocar la aparición de arrugas y la disminución de la elasticidad en la piel.

Además, el azúcar es uno de los alimentos más inflamatorios que hay; provoca que los niveles de insulina suban, lo que causa inflamación y daño de los radicales libres. Por estas razones debemos evitar el consumo de alimentos ricos en azúcar, como: donas, pasteles, galletas o panes procesados.

10. **Salsas procesadas y comidas picantes.** Los condimentos y las especias son muy inflamatorios, provocan que los vasos sanguíneos se dilaten y, nuevamente, pueden causar inflamación de la piel, acné, dermatitis atópica y rosácea.

Las salsas procesadas como la catsup son ricas en calorías, sodio, azúcares y grasas que, como vimos anteriormente, aceleran los procesos inflamatorios y dañan la piel. Así que mucho cuidado con algunas salsas que *a priori* pensamos que son saludables, como, por ejemplo, la mayonesa, que tiene un alto contenido de aceites ricos en omega 6, que si no están bien compensados con los omega 3, aceleran los procesos inflamatorios y dañan la piel.

Es importante moderar el consumo de estas sustancias y mantener una dieta equilibrada y una buena hidratación para tener una piel sana y radiante. Pero no todo va a ser malo. A continuación te dejo una lista con los 10 mejores alimentos para tener una piel sana y radiante.

MI TOP 10 DE ALIMENTOS PARA UNA PIEL SANA Y RADIANTE

Aquí comparto mi mayor secreto, esos diez alimentos que nunca deben faltar en tu lista de compras si quieres conseguir una piel sana y radiante. Son para nuestro día a día, fáciles de incorporar en nuestros menús semanales, y cabe destacar que no solo son beneficiosos para nuestra piel, sino también para mantener en buen estado el resto del organismo.

1. **El pescado azul:** es una fuente muy rica en omega 3 que mantiene la piel hidratada, fuerte y flexible, y reduce la inflamación, por lo que mejora todas las afecciones de la piel que presentan inflamación. Hay estudios que demuestran que reduce las afecciones inflamatorias y autoinmunes que afectan a la piel, como la psoriasis y el lupus, y se ha podido comprobar que una disminución de omega 3 en la dieta puede causar sequedad en la piel.

   También es una fuente de vitamina E, que es uno de los antioxidantes más importantes para la piel, ya que la protege ante los rayos del sol e inflamaciones, y aporta proteínas, que hacen que tu piel se mantenga fuerte.

   Y este tipo de pescado también es rico en zinc, un mineral vital para regular la inflamación, facilitar la cicatrización y producir nuevas células.

   ¿Qué pescados presentan un alto contenido de ácidos grasos omega 3? El salmón, la macarela, las sardinas y el atún.

2. El té verde: es una bebida que contiene polifenoles, unos antioxidantes que protegen de los rayos del sol, reducen las irritaciones de la piel, son antiinflamatorios, descongestivos, ralentizan las enzimas que provocan el envejecimiento de la piel y tienen efectos beneficiosos en la prevención del cáncer y en el sistema inmunológico.

¡Y muy importante! Si tomas té verde, no lo mezcles con leche, ya que se podría reducir el efecto de los antioxidantes del té.

3. El aguacate: es una gran fuente de vitaminas E, C y K, que ayudan a mantener la piel más flexible, elástica, hidratada y la protegen contra el daño oxidativo. Además, como ya hemos visto, la vitamina C es necesaria para crear colágeno, que a su vez es fundamental para que tu piel se mantenga fuerte y sana.

Los aguacates son ricos en grasas saludables (omega 3) y también contienen potasio y magnesio, que ayudan a mantener la salud de la piel y del cabello.

4. Las nueces: tienen un alto contenido en omega 3 y vitamina E. Además, también contienen hierro, zinc, selenio, vitaminas y minerales que favorecen la salud de la piel.

5. Las semillas de girasol: son una excelente fuente de zinc, mineral del que ya hemos hablado antes y que es un gran antiinflamatorio. También aportan vitamina E y vitaminas del grupo B, que contribuyen a la vitalidad de la piel. Asimismo, nos brindan ácidos grasos omega 3, que protegen las células de la piel.

6. La soya: es una legumbre que contiene isoflavonas, unos compuestos químicos, los cuales se ha comprobado que ayudan con la reducción de las arrugas y dan elasticidad e hidratación a la piel. También es rica en proteínas, ácidos grasos omega 3 y omega 6, minerales variados, como el hierro, el potasio, el magnesio o el cobre, y la vitamina K, que cuenta con grandes propiedades cicatrizantes. En las mujeres posmenopáusicas, la soya también puede mejorar la sequedad de la piel y aumentar el colágeno, lo que ayuda a mantener su suavidad y resistencia. También protege las células de la piel de la radiación ultravioleta, lo que puede reducir el riesgo de algunos cánceres de piel.

7. **La cúrcuma:** uno de mis alimentos favoritos sin ninguna duda. Es una planta prodigiosa y resalta por su gran poder antiinflamatorio y antioxidante. Tiene una adecuada cantidad de proteínas con muy baja cantidad de hidratos de carbono, y es rica en fibra, hierro, magnesio y zinc. La cúrcuma tiene múltiples beneficios para nuestra piel, pero no es de fácil absorción para el organismo humano.

8. **El brócoli:** está lleno de muchas vitaminas y minerales importantes para la salud de la piel, incluidos el zinc, la vitamina A y la vitamina C. También contiene luteína, un carotenoide que funciona como el betacaroteno. La luteína te ayuda a proteger la piel del daño oxidativo, que puede hacer que se seque y se arrugue.

9. **Los jitomates:** son ricos en vitamina C y K, además de contener la mayoría de los carotenos importantes, que son antioxidantes potentes que ayudan a prevenir el daño que ocasionan los rayos UVA en nuestra piel, favoreciendo la creación de melanina y un buen funcionamiento de las células. Los jitomates son una gran fuente de vitamina C y contienen todos los principales carotenoides, incluido el licopeno. Se ha demostrado que el betacaroteno, la luteína y el licopeno protegen la piel contra el daño del sol. También pueden ayudar a prevenir las arrugas.

Y un dato curioso es que cuando se combinan los jitomates con una fuente de grasa, como el queso o el aceite de oliva, se aumenta de forma significativa la absorción de carotenoides.

10. **El chocolate negro:** contiene antioxidantes y, además, logra que tu piel esté más hidratada y mejore su textura, aparte de reducir y prevenir las arrugas. Encima, es otro de los alimentos que te ayudan a proteger la piel frente al sol, al tiempo que favorece la circulación sanguínea, lo que consigue que los nutrientes lleguen a la piel adecuadamente.

Debemos siempre asegurarnos de elegir chocolate negro con al menos un 85% de cacao para maximizar los beneficios y mantener la menor cantidad añadida de azúcar.

También es importante mantener una adecuada hidratación. Ya hemos hablado antes de la importancia del agua en la composición de la piel, por lo que debemos procurar beber como mínimo 2.5 litros de agua al día. Así conseguiremos hidratar la piel y mantenerla en buen estado.

2

ALIMENTACIÓN RECOMENDABLE SEGÚN EL TIPO DE PIEL

D espués de ver la importancia del cuidado de la piel y la nutrición, en este capítulo vamos a familiarizarnos con las necesidades nutricionales que requieren los tipos específicos de piel.

LA CORRECTA NUTRICIÓN PARA LA PIEL SECA

La nutrición desempeña un papel importante en la salud de la piel, sobre todo en el caso de las pieles secas. Una dieta pobre en nutrientes esenciales (vitaminas, minerales, proteínas, grasas, agua y carbohidratos) puede contribuir a su desarrollo, mientras que una dieta rica en nutrientes esenciales puede ayudar a mejorar la salud de la piel.

Ácidos grasos omega 3

Lo más importante para una piel seca es el consumo de ácidos grasos omega 3, que se encuentran en pescados como el salmón y la macarela y nos ayudan a rellenar las reservas de lípidos de la piel desde el interior y estabilizar su barrera protectora natural. Esto es muy importante porque, como hemos visto, en una piel seca se produce menos sebo que en una normal y es necesario rellenar esa reserva de lípidos.

Vitaminas

Se deben consumir alimentos ricos en vitaminas A, B y C, como los chabacanos, las zanahorias, las fresas y los kiwis, que presentan grandes propiedades antioxidantes y nos ayudan a reparar las zonas dañadas en una piel seca. En concreto, la vitamina A nos ayuda al crecimiento de la piel nueva y la encontramos en el aceite de pescado y en los huevos.

Los betacarotenos son unos pigmentos que pertenecen al grupo de los carotenoides y que son los responsables de los colores amarillos, anaranjados o rojos presentes en muchos alimentos. Los alimentos ricos en betacarotenos nos ayudan a reparar las zonas dañadas de la piel seca y a acabar con ese tono apagado de la piel. Además, es una fuente fundamental de vitamina A: el betacaroteno se transforma en esta vitamina únicamente cuando el cuerpo lo necesita. En este grupo entran los vegetales de hoja verde (espinaca) y frutas y verduras de colores anaranjados y amarillos: chabacanos, pimientos morrones amarillos y rojos, zanahorias y calabazas.

Por otra parte, son muy beneficiosos los alimentos frescos ricos en biotina (a veces también llamada vitamina H, vitamina B7 y vitamina B8); es una vitamina estable, conocida como la vitamina de la piel. La podemos encontrar en la yema de huevo, las hojuelas de avena, el salmón, los jitomates y las espinacas, los productos lácteos, los plátanos y las nueces. La biotina previene la irritación, la sequedad y el agrietamiento de la piel, la mantiene sana y evita la aparición de las arrugas. Además, nos ayuda a darle un brillo saludable. La biotina estimula también la acción de algunas enzimas esenciales en los procesos de duplicación celular, por lo que estimula la regeneración de los tejidos, la piel y el cabello.

Y también alimentos ricos en vitamina E son algo extremadamente importante en las pieles secas, y se encuentra en las nueces y las semillas. Esta vitamina va a proteger la piel de los radicales libres, que pueden dañar las células y causar el envejecimiento prematuro de la piel.

Minerales

En una piel seca no nos podemos olvidar de los alimentos ricos en zinc, un mineral que nos ayuda a reparar daños como la descamación, la picazón y el enrojecimiento, y que, además, promueve la suavidad de la piel. El zinc lo encontraremos en el germen de trigo, en las sardinas o en las semillas de calabaza.

También debemos consumir alimentos ricos en azufre, el cual va a fomentar el rejuvenecimiento de la piel, su hidratación, suavidad y flexibilidad. Lo vamos a encontrar en alimentos como los espárragos, los huevos, la cebolla y el ajo.

Agua

Beber mucha agua también es fundamental si tenemos la piel seca, ya que incrementa las reservas de hidratación naturales. Es necesario beber más de 2.5 litros de agua al día para conservar un nivel adecuado de humedad y consumir alimentos ricos en agua a través de las frutas y las verduras, como las uvas, el melón, las naranjas, los jitomates, los pepinos, la cebolla, los chiles morrón verdes y el apio. Ya lo hemos dicho antes, pero más del 70% de nuestro cuerpo se compone de agua, incluida nuestra piel, que es el órgano más extenso. Para que nuestro metabolismo funcione adecuadamente necesita un suministro suficiente de líquidos, y la piel seca lo requiere aún más.

¿Qué alimentos debe evitar una piel seca?

En este tipo de piel se deben evitar el alcohol y el café, las bebidas azucaradas y las bebidas energéticas, ya que deshidratan mucho la piel. También se debe evitar el azúcar, que reseca la piel y acelera su envejecimiento.

Se deben evitar el exceso de sal y las grasas saturadas en alimentos fritos y horneados. ¡Mucho cuidado con aquellos alimentos procesados y con los estilos de cocción excesiva, como puede ser un horneado, que no a favorecen este tipo de piel!

**TOP 10 DE ALIMENTOS QUE AYUDAN
A MEJORAR LA PIEL SECA**

- Apio
- Pepino
- Zanahoria
- Calabaza
- Sardinas
- Semillas de calabaza
- Cereales integrales
- Salmón
- Uvas
- Melón

**TOP 10 DE ALIMENTOS QUE PERJUDICAN
A LA PIEL SECA**

- Alcohol
- Café
- Sal
- Bebidas azucaradas
- Azúcar
- Harinas refinadas
- Embutidos
- *Snacks* salados
- Bebidas energéticas
- Alimentos fritos

LA CORRECTA NUTRICIÓN PARA LA PIEL GRASA

Como ya hemos visto al inicio del capítulo, la piel grasa es un tipo común de piel que se caracteriza por tener un exceso de producción de sebo. Una vez más, en este tipo de piel la nutrición cobra un papel muy importante y puede mejorar en gran medida los síntomas de una piel grasa.

Una dieta rica en alimentos proinflamatorios, como azúcares refinados, alimentos procesados y alimentos grasos, puede aumentar la inflamación en el cuerpo y exacerbar los síntomas de la piel grasa. Por otro lado, una dieta rica en nutrientes, como frutas y verduras, que son ricas en antioxidantes, nos puede ayudar a reducir la inflamación y mejorar la salud de la piel. Además, añado que en este tipo de piel es muy interesante, como vamos a ver luego, el consumo de alimentos diuréticos, puesto que nos van a ayudar a controlar el exceso de grasa.

Algunas hierbas y especias, como la albahaca, el orégano, el romero, la cúrcuma y la pimienta negra, tienen propiedades antiinflamatorias y antioxidantes que pueden ser beneficiosas para la piel grasa.

Además, se ha demostrado que ciertos nutrientes son especialmente importantes para el tipo de piel grasa, y los vamos a ver a continuación.

Hidratos de carbono complejos

El consumo de panes integrales y cereales en grano mantendrá la piel limpia y evitará acumular toxinas. El mejor cuidado que puedes dar a una piel grasa es mantenerla limpia, así que consumir alimentos con fibra (panes integrales y cereales en grano) te ayudará a que no acumules toxinas. Y para ayudar al cuerpo a eliminarlas, los alimentos perfectos son los que cuentan con un poder diurético, como la piña, la alcachofa o los espárragos.

Ácidos grasos esenciales

El ácido linoleico, presente en los aceites vegetales y en alimentos como las nueces y las semillas, ayuda a mejorar la barrera de la piel, a reducir la inflamación y a combatir los efectos de los radicales libres, y nos permitirá lucir una piel tersa.

El omega 3, presente en pescados como el salmón y la macarela, va a ayudar a reducir la inflamación y a mejorar la salud de la piel.

Ya hemos visto que la piel grasa es más propensa a sufrir acné, el cual presenta una fase inflamatoria, por lo que debemos comer alimentos antinflamatorios para evitar su aparición.

Vitaminas

La vitamina A también ayuda a regular la producción de sebo (problema principal de este tipo de piel) y acelerar la renovación celular, lo que puede ayudar a reducir la aparición de espinillas, puntos negros y brillo en pieles grasas.

Para combatir la piel grasa y, con ello, la aparición de brillo y la terrible formación de granitos o puntos negros, lo mejor es optar por consumir alimentos ricos en vitamina A. Este tipo de alimentos ayuda a reducir la excesiva producción de grasa y sebo, problema principal de este tipo de piel.

Los alimentos ricos en vitamina A son todos los que posean coloración rojiza, amarillenta o anaranjada: la zanahoria, el jitomate, la calabaza, el chabacano, el mango, las cerezas, etcétera.

También los que tengan las hojas verdes, como el kale, las espinacas, las acelgas, la col, etcétera.

En este tipo de piel tampoco nos debemos olvidar de incorporar alimentos ricos en vitaminas C y E, como el kiwi, el aguacate, la pera, las frambuesas, el plátano, las ciruelas y el mango, con gran poder antioxidante, que nos van a dar protección frente a los radicales libres y van a frenar el envejecimiento prematuro de la piel.

Minerales

El zinc una vez más es un mineral indispensable que no puede faltar en este tipo de piel. Nos va ayudar a regular la producción de sebo y reducir la inflamación. Lo podemos encontrar en el pollo, el pavo, el huevo y las semillas de calabaza.

Probióticos

Los probióticos presentes en los alimentos fermentados, como el yogur o el kéfir, ayudan a equilibrar la flora intestinal y mejorar la salud de este tipo de piel, como vamos a profundizar y ver en capítulos posteriores.

Agua

Mantenerse hidratado es esencial para la salud de todo tipo de pieles. En el caso de la piel grasa, el agua va a ayudar a limpiar los poros y mantener la piel hidratada, lo que puede ayudar a reducir la apariencia de grasa y brillo en la piel, y mantener una adecuada hidratación y eliminar toxinas.

¿Qué alimentos son los que no le gustan a una piel grasa?

Estos son los alimentos que tienes que evitar si tu piel es grasa, puesto que pueden aumentar la producción de sebo y toxinas, algo que empeora la apariencia de la piel y la perjudica. Hay que recordar siempre en la alimentación que «la grasa llama a la grasa».

- Debemos evitar todos los alimentos que provocan una subida del azúcar en sangre (pizzas, pastas, pasteles y pan blanco, bebidas azucaradas, etc.), que suben la glicemia en exceso y provocan inflamación, porque van a perjudicar a una piel grasa.
- También debemos evitar todos los alimentos inflamatorios, como los picantes, los cuales dilatan los vasos sanguíneos, generando que la piel se inflame. También las proteínas de origen animal, sobre todo las carnes rojas, los embutidos y el alcohol.
- Los alimentos procesados y envasados son una fuente de grasas hidrogenadas que son malas para la salud y también para la belleza de nuestra piel, por lo que debemos evitarlos a toda costa. En particular, tendremos que prohibir las papas fritas, las botanas y los alimentos envasados, que también tienen un alto contenido de carbohidratos de liberación rápida, y van a provocar picos de inflamación en la piel y, por tanto, van a perjudicar este tipo de piel.
- La sal aumenta la presión arterial y también hace que retengamos líquidos, por lo que debemos reducir su ingesta.
- Descarta las mantequillas y los aceites calentados, ya que no ayudan a una piel grasa. Siempre se debe utilizar aceite de oliva extra virgen en crudo.
- En general, los lácteos no se recomiendan para pieles grasas, excepto los que contienen probióticos, como el yogur natural orgánico; ya hemos visto anteriormente cómo afectaban los lácteos a la piel.

TOP 10 DE ALIMENTOS QUE AYUDAN A MEJORAR LA PIEL GRASA

- Kiwi
- Espinacas
- Alcachofas
- Limón
- Cúrcuma
- Macarela
- Mango
- Piña
- Almendras
- Kéfir

TOP 10 DE ALIMENTOS QUE PERJUDICAN A LA PIEL GRASA

- Alcohol
- Café
- Sal
- Azúcar
- Harinas refinadas
- Embutidos y carnes procesadas
- Mantequilla
- Picantes
- Alimentos fritos
- Leche y quesos

LA CORRECTA NUTRICIÓN PARA LA PIEL SENSIBLE

Hemos definido una piel sensible como aquella que hiperreacciona frente a estímulos como los factores ambientales. Es una piel muy delicada, por lo que tenemos que cuidar en gran medida la alimentación para por lo menos evitar todos aquellos alimentos que nos provoquen reacciones, como puede ser el caso de los picantes.

Ácidos grasos saludables

En este tipo de piel debemos potenciar los alimentos ricos en ácidos grasos saludables, como los omega 3, presentes en las almendras, el aguacate y las semillas de cáñamo, porque reducen la inflamación y la irritabilidad de la piel y nos van a ayudar a aliviar la picazón y el escozor, una característica de las pieles sensibles.

Vitaminas

Debemos incluir en la dieta de las personas con pieles sensibles verduras y hortalizas rojas, amarillas, verdes y naranjas llenas de antioxidantes y carotenoides o provitamina A, que es un gran protector de la piel. También debemos potenciar los alimentos ricos en antioxidantes C y E, como las zanahorias, las espinacas o el limón (mejor si son orgánicos y no han sido tratados con pesticidas), porque ayudan a combatir los radicales libres y a reducir el estrés oxidativo.

Es muy recomendable en este tipo de piel el consumo de germen de trigo y los cereales integrales, ya que aportarán vitamina B, un elemento muy importante para la piel. Su ingesta refuerza la barrera epitelial, aportando hidratación y confiriendo protección frente a los agentes externos. Además, estimula la renovación celular y mejora la capacidad de cicatrización, una característica muy importante para una piel sensible, que se irrita con facilidad.

Minerales

Debemos potenciar los alimentos ricos en zinc, presente en nueces y queso añejo, y selenio, presente en champiñones o huevo, para reducir las irritaciones y el enrojecimiento en la piel.

Agua

Una vez más, es de vital importancia mantener la piel hidratada, así evitaremos algunas de las características molestas de la piel sensible. Debemos beber alrededor de 2.5 litros de agua, ya sea natural, con limón o infusionada con otras frutas.

Probióticos

Siempre animo a incorporar en nuestra alimentación alimentos probióticos ingiriendo alimentos fermentados como el yogur, que nos van a ayudar a equilibrar la flora intestinal y nutrir la piel. En capítulos posteriores podremos ver la relación entre la microbiota intestinal y las diferentes afecciones de la piel.

¿Qué alimentos son los que no le gustan a una piel sensible?

En este tipo de piel debemos limitar el consumo de alimentos ácidos y aumentar el de alcalinos. Para mantener una piel bonita y libre de reacciones provocadas por su sensibilidad, se necesita mantener un pH ligeramente alcalino en la piel. Nuestro entorno y estilo de vida tienden a producir acidez e inflamación en el cuerpo a causa del estrés, la contaminación, el sedentarismo y el exceso de deporte. Si limitas el consumo de ingredientes ácidos y potencias los alcalinos en la dieta, lograrás estabilizar el pH de tu piel.

Si tienes la piel sensible, te recomiendo que evites alimentos como la carne roja, las moras, el jitomate, la harina refinada, los condimentos (mostaza, vinagre, etc.), o las bebidas con cafeína. En cambio, te aconsejo consumir la pera, el camote, las almendras, las semillas de girasol, el aguacate o las espinacas.

Además de esto, una piel sensible debe evitar todos los alimentos que causen inflamación, como puede ser el alcohol y la comida procesada. Estos alimentos aumentan la hiperreactividad de la piel y del sistema inmune, lo que perjudica una piel sensible.

TOP 10 DE ALIMENTOS QUE AYUDAN A MEJORAR UNA PIEL SENSIBLE

- Pera
- Camote
- Almendras
- Aguacate
- Salmón

- Nueces
- Kéfir
- Zanahorias
- Kiwi
- Espinacas

TOP 10 DE ALIMENTOS QUE PERJUDICAN UNA PIEL SENSIBLE

- Carne roja
- Alcohol
- Harinas refinadas
- Sal
- Bebidas azucaradas

- Jitomate
- Mostaza
- Vinagre
- Café
- Comida procesada

LA CORRECTA NUTRICIÓN PARA LA PIEL DESHIDRATADA

La piel necesita mantenerse hidratada, sobre todo durante el invierno, que es cuando más se reseca y más tiende nuestro cuerpo a perder agua. Para ello es muy importante cuidar algunos aspectos de la dieta; así, podremos sentir una piel más suave y elástica.

El agua es el primer alimento que debe formar parte de nuestra dieta diaria, ya que es la principal fuente de hidratación de la piel; no solo porque es uno de sus principales componentes y hay que reponerlo, sino también porque participa en la absorción del resto de los nutrientes.

Las verduras de hoja verde (espinacas, acelgas, etc.) son una gran opción para incluir en tu día a día y así mejorar la hidratación de la piel. Son ricas en vitaminas A y C, antioxidantes y minerales, que ayudan a tonificar la piel y a eliminar impurezas, y contienen hasta un 95% de agua.

Y, sin duda, uno de los alimentos más ricos en agua es el pepino, con un 97% de su total, además de que cuenta con vitamina A, C y E, que son excelentes para hidratar la piel desde el interior y darle muchísima más vitalidad y flexibilidad.

Es muy importante también el consumo de frutas que aportan un gran volumen de vitaminas y minerales, que son ricas en agua y que van a hidratarnos la piel, como es el caso de la sandía, la piña y la manzana. Las frutas cítricas, como la naranja, el limón, la mandarina o la toronja, son alimentos que hidratan la piel en profundidad. Además, son grandes fuentes de antioxidantes y vitamina C, los cuales son estupendos para luchar contra la acción de los radicales libres. Estos últimos son los responsables de la oxidación celular y el envejecimiento de la piel. También es recomendable incluir en la dieta otras frutas con gran contenido en agua, como la fresa, el melón, la papaya, el níspero o el chabacano.

Por otro lado, si te gustan las infusiones, debes saber que también hay hierbas como la infusión de lavanda, de romero o de manzanilla con propiedades antienvejecimiento e hidratantes muy beneficiosas, y al mismo tiempo estás bebiendo agua.

Y no te olvides de evitar todos aquellos alimentos que deshidratan la piel, como los alimentos fritos y el exceso de sal, que te roban líquido y, además, te inflaman. También evita las palomitas saladas comerciales, el alcohol y el café.

**TOP 10 DE ALIMENTOS QUE NOS AYUDAN
A MEJORAR LA HIDRATACIÓN DE LA PIEL**

- Aguacate
- Papaya
- Sandía
- Jitomate
- Pera

- Camote
- Manzana
- Salmón
- Piña
- Pepino

**TOP 10 DE ALIMENTOS QUE DESHIDRATAN
LA PIEL**

- Alimentos procesados y envasados
- Alimentos fritos
- Carnes grasas
- Salsas
- Azúcar

- Cafeína
- Alcohol
- Picantes
- Palomitas comerciales
- Sal

3

LA ALIMENTACIÓN Y EL ENVEJECIMIENTO DE LA PIEL

Aunque la piel es el órgano más extenso de nuestro cuerpo, también es uno de los que menos cuidamos, ya que no nos suele empezar a preocupar hasta que reparamos en aquellas arrugas, esas manchas o esa flacidez, y muchas veces ya llegamos tarde.

Ya hemos comentado antes que entre las principales funciones de la piel se encuentran la de protegernos de los agentes externos (sustancias tóxicas, gérmenes, luz ultravioleta, etc.), actuar como una barrera protectora frente al medio externo (protección frente a posibles golpes, quemaduras, etc.) y mantener la hidratación de nuestro cuerpo. La piel es un gran reservorio de agua que nos ayuda a regular la temperatura corporal, por lo que es muy importante cuidarla y evitar su envejecimiento prematuro, y aquí, una vez más, tiene un papel muy importante la prevención y, por tanto, nuestro estilo de vida. Y, por supuesto, la alimentación.

El envejecimiento es un proceso físico, metabólico y funcional en el que las moléculas y las células del organismo se deterioran poco a poco. Es un curso natural, largo y complejo en el que influyen una multitud de factores que veremos a continuación.

El envejecimiento cutáneo es uno de los elementos que incrementa la susceptibilidad para el desarrollo de cáncer de piel, además de ser un proceso que impacta de manera importante en la persona y afecta a su calidad de vida. Hay numerosos estudios que nos indican que cuando las personas se ven la piel envejecida, pierden autoestima y les afecta en el estado de ánimo. Por este motivo es un tema que merece un capítulo especial para tratarlo en particular.

¿QUÉ CAMBIOS APARECEN EN LA PIEL CUANDO ENVEJECEMOS?

La piel sufre varios cambios a medida que envejece por la edad o de manera prematura (al estar expuesta a factores externos, como la radiación solar); estos cambios son los siguientes.

Tanto la epidermis (la capa externa de la piel) como la dermis (la capa intermedia) se vuelven más finas, se adelgazan. La piel pierde la capa grasa subyacente, la más interna de la piel (conocida como hipodermis) que vimos en los primeros capítulos. Al perderla, la piel tiene menos aislamiento y amortiguación. Esto aumenta el riesgo de lesión y reduce la capacidad de conservar la temperatura corporal. La disminución conjunta del volumen y de la efectividad general de las tres capas de la piel da lugar a varios cambios.

La cantidad de células que contienen pigmento (melanocitos) disminuye considerablemente, pero los melanocitos que quedan aumentan considerablemente de tamaño. Por eso, la piel envejecida aparece más delgada, más pálida y traslúcida. Las manchas pigmentadas empiezan a aparecer en zonas que han sido expuestas al sol. Estas manchas son conocidas en dermatología como pecas.

Los cambios en el tejido conectivo reducen la resistencia y la elasticidad de la piel. Cuando más expuesta ha sido una piel al sol, más elasticidad pierde. Y si no lo has visto, fíjate en las personas que trabajan al aire libre: sus pieles están mucho más envejecidas y les aparecen más arrugas a una edad temprana. Esto se debe a todas las horas que está la piel expuesta al sol.

Otro ejemplo en el que siempre me fijo respecto a este tema es en los escotes: cuando nos ponemos factor de protección no solemos extenderlo al pecho, por lo que se marca una clara diferencia en algunas personas entre una piel más elástica en la cara, donde se ha puesto factor de protección, y menos elástica y con más arrugas en el escote, donde no se ha aplicado factor de protección. Lo mismo pasa con las manos; te animo a ver la diferencia entre el rostro y las manos de algunas celebridades. Soy de las que piensa que la edad se ve en las manos y no en la cara, que la piel de las manos revela la edad real.

Otro cambio que aparece en la piel al envejecer es que los vasos sanguíneos de la dermis se vuelven más frágiles. Esto lleva a que se presenten hematomas, sangrado debajo de la piel, motivo por el cual las personas mayores suelen tener casi siempre moretones.

También las glándulas sebáceas producen menos aceite a medida que envejecemos, lo que hace que a medida que cumplimos años nuestra piel se vuelva más seca y cada vez sea más difícil mantenerla humectada. Esto causa tirantez, resequedad y picazón. Las mujeres suelen experimentar más este cambio que los hombres, sobre todo después de la menopausia. ¿Y por qué? La piel la regulan las hormonas (estrógenos), que tienen una influencia decisiva sobre el grosor de la piel, su hidratación, su pigmentación y la regulación de la cantidad de sebo. Además, favorecen la renovación de las células de la dermis y estimulan la síntesis de las fibras de colágeno y elastina de la epidermis para una mejor elasticidad de la piel. En la menopausia, la disminución de la producción de estrógenos provoca una aceleración del envejecimiento cutáneo.

Otro de los cambios que aparece al envejecer nuestra piel es que las glándulas sudoríparas producen menos sudor. Esto hace que la piel no cumpla fácilmente una de sus funciones principales: la de regular la temperatura corporal.

En resumen, a medida que envejecemos, la cantidad y el tamaño de las células de la piel disminuye; esta se vuelve más fina; se produce una reducción del colágeno, la elastina y el ácido hialurónico; la piel pierde su elasticidad; comienzan a aparecer las arrugas finas y gruesas, la flacidez y los vasos sanguíneos dilatados; la piel se vuelve más seca debido a un deterioro de la función de barrera y a una menor producción de aceites esenciales (como el sebo), empieza a verse más apagada y pierde luminosidad. Todos estos cambios provocan que las lesiones en la piel sean más frecuentes y que su curación vaya más lenta, lo que causa que cuando nos hacemos una herida de mayores tarde mucho más en cicatrizar en comparación con la piel de un niño.

Existen dos tipos de envejecimiento de nuestra piel:

- El envejecimiento cronológico (interno) es el natural e inevitable que llega con el paso de los años. Lo causan el paso del tiempo y aspectos internos de nuestro cuerpo, como los factores genéticos y los hormonales, y se produce en todo el cuerpo. Es el envejecimiento que todos conocemos, en el que empiezan a aparecer algunas arrugas, la piel pierde firmeza y comienza a mostrar flacidez por la pérdida normal de colágeno, elastina y ácido hialurónico, que ocurre a partir de los 25 años. El envejecimiento cronológico es difícil de controlar, aunque se puede retrasar. Y, como verás pronto, la nutrición tiene un papel muy importante en ello.
- El fotoenvejecimiento (externo) es el causante del deterioro prematuro de la piel causado por una exposición prolongada a la radiación ultravioleta. Se produce en los lugares del cuerpo expuestos a la radiación solar, en forma de arrugas

o de manchas en la piel. Este, en parte, sí lo podemos evitar si procuramos actuar sobre todos los factores externos.

También existe otro tipo de envejecimiento más como es el hormonal, aunque para mi gusto se encuentra dentro del envejecimiento cronológico. Se presenta mucho más en las mujeres, porque se debe a los cambios en la producción de hormonas, entre la premenopausia y la menopausia. Lo que sucede es que disminuye la producción de progesterona y estrógenos, que son los que actúan sobre la hidratación, el tono y la densidad de la piel, como hemos visto antes. Hay otro envejecimiento que lo llaman mioenvejecimiento, que sucede debido al movimiento repetido de los músculos en puntos determinados de la cara, que acentúa algunas líneas de expresión.

¿Qué puede acelerar el envejecimiento de la piel?

- Los factores genéticos y hormonales.
- El tipo de alimentación.
- El exceso de ingesta calórica.
- El consumo de alimentos ultraprocesados y ricos en azúcares.
- El consumo de alimentos inflamatorios.
- La exposición inadecuada al sol.
- La falta de sueño.
- El estrés.
- El tabaco y el alcohol.
- La contaminación ambiental.

Un dato curioso e importante es que solo una tercera parte del envejecimiento de la piel está determinada por nuestros genes y relacionada con el paso del tiempo (envejecimiento cronológico). El resto se debe a los factores ambientales externos a los que estamos expuestos, que se pueden controlar o modificar (fotoenvejecimiento).

Entre los factores externos, la principal causa del envejecimiento de la piel es la radiación solar, como hemos visto antes en el capítulo. Dicho esto, la inflamación también tiene un papel muy importante en el envejecimiento de la piel y cada vez se está estudiando más y tenemos más información acerca de cómo influye. Este fenómeno se conoce con el termino *inflammaging*, que ha sido bautizado por el doctor Perricone tras años de investigación, y con él ha demostrado que la inflamación es una de las mayores causas de envejecimiento. A continuación te lo voy a explicar.

¿De dónde viene este término? Su origen combina las palabras *inflamación* (*inflammation*, en inglés) y *envejecimiento* (*ageing*, en inglés). La inflamación es una respuesta del sistema inmune ante un elemento que el organismo considera dañino o «extraño». Es necesaria, pero cuando persiste en el tiempo deja de tener ese efecto reparador y puede derivar en patologías graves, algunas de ellas crónicas, y eso es lo que sucede en la piel: al cronificarse se produce el envejecimiento prematuro de nuestra piel. Con el paso de los años, el sistema inmune se debilita y el organismo pierde la capacidad de controlar la respuesta inflamatoria, factor determinante en la defensa ante una lesión. En el caso de la piel, esto provoca la degradación de las fibras de colágeno y elastina y de la matriz extracelular, lo que daña la estructura de la epidermis y provoca arrugas y envejecimiento.

¿Qué es lo que causa esa inflamación? Una función metabólica disminuida por una mala alimentación (como es el caso del consumo de azúcar, gran inflamatorio y principal responsable del proceso de glicación, un proceso por el que las moléculas de los azúcares se adhieren a las fibras de colágeno y provocan la pérdida de elasticidad) junto con el daño oxidativo (estrés oxidativo) acumulado por el paso del tiempo son los responsables de la inflamación de la piel que conduce a su envejecimiento prematuro, la aparición de arrugas prematuras, flacidez, falta de luminosidad, textura irregular y poros dilatados. Por tanto, una alimentación antiinflamatoria es muy relevante para retrasar el envejecimiento de la piel antes de tiempo, algo que veremos a lo largo del capítulo.

Y otra cosa que te adelanto: una alimentación antiinflamatoria no solo nos va a ayudar a retrasar ese envejecimiento de la piel, sino también a evitar otras enfermedades relacionadas con la edad, como enfermedades cardiacas, diabetes, alzhéimer o artritis, entre otras.

NUTRICIÓN Y ENVEJECIMIENTO DE LA PIEL

Llevar una correcta alimentación es fundamental para prevenir el envejecimiento celular, de modo que una dieta mediterránea, equilibrada, rica en frutas, vegetales y hortalizas es la mejor garantía para mantener a raya el deterioro y así tener una piel sana y evitar el envejecimiento prematuro que tanto nos preocupa.

1. Es muy importante beber abundante agua para mantenernos siempre hidratados, tanto interna como externamente.
2. Aumentar el consumo de frutas y verduras, cuanto más coloridas mejor, ricas en antioxidantes (vitamina C, E y A, carotenos, flavonoides, etc.). Como consecuencia del daño oxidativo, se produce un exceso de radicales libres responsables de la degradación tisular y de causar daños genéticos. Esos antioxidantes que introducimos mediante la comida nos van a ayudar a neutralizar los radicales libres.

3. Aumentar el consumo de alimentos antiinflamatorios en nuestro día a día, como la cúrcuma, que gracias a la curcumina contribuye a disminuir el efecto inflamatorio.

4. Evitar las dietas ricas en grasas «malas». Tanto las grasas saturadas como las grasas trans se consideran «malas». Las primeras se encuentran en los alimentos de origen animal (como las carnes, los embutidos, o la leche y sus derivados), así como en algunos de origen vegetal, como el aceite de coco y el de palma, y debemos tomarlas de manera equilibrada. Las grasas trans, en cambio, se encuentran en alimentos procesados, que son bajos en nutrientes y que tienen calorías adicionales debido a la grasa y el azúcar, como es el caso de las galletas, los panes procesados... El exceso de grasas malas en la alimentación se relaciona directamente con el estrés oxidativo y la respuesta inflamatoria. Reducen la síntesis proteica y, con ello, se modifica la textura de la piel.

5. Evitar todos los alimentos proinflamatorios en la medida de lo posible, como es el caso del alcohol, las sustancias picantes y las salsas.

6. Limitar el consumo de alimentos ricos en azúcar (especialmente de fructosa) y también evitar alimentos que sean ricos en AGE (productos finales de la glicación o AGE, por las siglas en inglés de *Advanced Glycation End products*), como puedes ser las bebidas azucaradas, y alimentos procesados, así evitaremos la glicación en nuestra piel, causante del envejecimiento cutáneo.

Pero antes de continuar, quiero detenerme un poco en explicar el proceso de glicación y cómo afecta a nuestra piel, pues todo el mundo habla de él, pero muy poca gente lo conoce.

¿QUÉ ES EL PROCESO DE GLICACIÓN Y CÓMO AFECTA A LA PIEL?

Cuando tenemos altos niveles de glucosa en la sangre, se da la reacción de glicación, una reacción espontánea de la glucosa sanguínea con las fibras dérmicas de colágeno y elastina (estructuras moleculares proteicas) causando una desorganización en la dermis (la capa más visible de nuestra piel) y provocando una pérdida de elasticidad. Esta transformación favorece la aparición de radicales libres y el consiguiente envejecimiento prematuro de la piel. Los productos resultantes de la glicación se acumulan tanto dentro como fuera de las células y se unen a proteínas de la membrana plasmática, a proteínas circulantes y a proteínas estructurales. Los productos resultantes de la glicación se conocen con el nombre colectivo de productos finales de la glicación avanzada o AGE y se acumulan en la matriz extracelular de la piel. La glicación y la oxidación son dos de los procesos de mayor importancia implicados en el envejecimiento de la piel.

7. Un correcto consumo de proteínas. Los aminoácidos son esenciales para estimular la síntesis de colágeno dérmico.
8. Debemos aumentar el consumo de ácidos grasos omega 3 en nuestra alimentación, presentes en el pescado (por ejemplo, el salmón), las nueces o las semillas de chía. El omega 3 presenta grandes propiedades antiinflamatorias y nos ayuda a mejorar la textura de la piel y a reducir la inflamación y posibles enrojecimientos y lesiones. Deberíamos elegir pescado azul pequeño, como las sardinas, y priorizarlo sobre peces más grandes, que cuentan con cantidades más elevadas de minerales pesados como el mercurio. El omega 3 no solo se encuentra en el pescado, sino también en algunos frutos secos, como las nueces, por lo que debemos aumentar su consumo. También debemos aumentar

el consumo de grasas saludables como el aceite de oliva extra virgen (AOEV), para mí uno de los alimentos más saludables y antiinflamatorios que existen. Tiene un poderoso elemento antioxidante, la vitamina E, además de polifenoles.

9. Debemos evitar la sal en nuestras comidas. La sal potencia la retención de líquidos, la aparición de algunos signos de envejecimiento de la piel (como pueden ser las bolsas y las arrugas en la zona del contorno de ojos), también promueve la deshidratación de la piel y, como consecuencia, la aparición de más arrugas.

10. Y por último, y no menos importante, no nos podemos olvidar de los minerales, y aquí voy a recalcar uno en específico que es el silicio orgánico, con un gran efecto antiedad, ya que estimula la síntesis de colágeno y la protección de membranas ante radicales libres, reafirma y reestructura la piel. Encima, es hidratante, porque captura moléculas de agua en las distintas capas de la piel, y antiarrugas, porque reestructura el tejido conectivo desorganizado. Aunque también aumentaría el consumo de calcio, ya que participa en la densidad, la firmeza y la elasticidad de la piel.

Para mi gusto, una dieta antiinflamatoria es la mejor solución al envejecimiento prematuro y contamos con la gran suerte de tener a nuestro alcance la dieta mediterránea, que es un claro ejemplo de dieta antiinflamatoria. En una dieta de estas características hay que tener en cuenta muchas cosas, pero lo básico sería: incluir alimentos con potencial antioxidante y antiinflamatorio (verduras, frutas, frutos secos; semillas como la chía, el ajonjolí, la calabaza o el cáñamo; legumbres en pequeñas cantidades; yogur o kéfir, etc.), y reducir aquellos que generan inflamación (azúcares, embutidos, quesos añejos, leche, carne roja, semillas de girasol, alimentos procesados, etc.).

¿CÓMO INFLUYE LA ALIMENTACIÓN EN LA PIEL?

Como podrás ir comprobando a lo largo del libro, la nutrición tiene un impacto muy importante en el aspecto y la salud de nuestra piel. Una dieta equilibrada y rica en nutrientes es esencial para mantenerla saludable, radiante y evitar afecciones como la dermatitis atópica, la psoriasis, la rosácea y el acné.

Hay nutrientes clave para la piel que incluyen vitamina C, E, A y proteínas, y hay otros que debemos evitar, como el consumo excesivo de alcohol, cafeína, alimentos procesados y azúcares, y algunos más que veremos a continuación.

Antes de continuar, quiero hacer especial hincapié en que, además de llevar una alimentación saludable y equilibrada, es muy importante consumir suficiente agua durante el día, ya que representa aproximadamente el 70% de la composición de la piel. Cuando realizamos un diagnóstico de piel desde la oficina de farmacia, por ejemplo, uno de los factores que más nos ayuda a comprobar qué tipo de piel tiene el paciente y si presentará alguna patología y tuviéramos que derivarlo al dermatólogo es estudiar el estado de hidratación de la piel del paciente, un factor clave en el diagnóstico. Lo vamos a ver en capítulos posteriores, pero ya te adelanto que una piel deshidratada afecta en gran medida la calidad de vida del paciente, y para mantener una piel hidratada va a desempeñar un papel muy importante la alimentación. La deshidratación de la piel se manifiesta con una pérdida de esplendor y de bienestar, con sensación más o menos intensa y persistente de tirantez: la piel está tirante, sobre todo después del aseo, y también pueden aparecer escamas.

Los principales nutrientes implicados en la salud dérmica

Antes de empezar a hablar de nutrición debemos tener una idea clara de cómo se clasifican los nutrientes, esas sustancias esenciales para la vida que se encuentran en los alimentos. Podemos

Una de las principales conclusiones de los capítulos que llevamos hasta ahora es que la piel es un claro indicador de deficiencias nutricionales y, por ende, la forma más eficaz de mejorar la condición de la piel es suministrarle los nutrientes esenciales que necesita para su adecuado funcionamiento. Como hemos visto en este capítulo, una dieta equilibrada influye de forma positiva en la prevención del proceso de envejecimiento de la piel.

TOP 10 DE ALIMENTOS QUE RETRASAN EL ENVEJECIMIENTO DE LA PIEL

- Aguacate
- Frutos rojos
- Nueces
- Frijoles
- Yogur natural
- Zanahorias
- Sardinas
- Té verde
- Espinacas
- Jitomates

TOP 10 DE ALIMENTOS QUE ENVEJECEN LA PIEL

- Grasas trans
- Azúcares
- Sal
- Café
- Carnes rojas
- Carbohidratos simples
- Alcohol
- Comida muy picante
- Refrescos azucarados
- Alimentos fritos

ALIMENTACIÓN Y MENOPAUSIA

La vida de la mujer se encuentra marcada por una serie de periodos fisiológicos muy bien determinados (pubertad, embarazo, climaterio y senectud) que se asocian a profundos cambios físicos y psíquicos. La menopausia se define como el cese permanente de la menstruación. Conviene diferenciar este término del climaterio o perimenopausia, que hace referencia a un periodo mucho más amplio que se extiende desde el momento en que la ovulación empieza a experimentar alteraciones o irregularidades hasta que desaparece por completo.

Se localiza aproximadamente entre los 45 y los 55 años en el 65-70% de las mujeres. Un 25% la tiene antes de los 45 años, y un 5-10%, después de los 55. Solo un 1% de las mujeres tiene la menopausia de forma espontánea antes de los 40 años.

Durante esta etapa de la vida, la mujer sufre alteraciones hormonales importantes que tienen como consecuencia cambios fisiológicos que afectan a múltiples órganos y sistemas del organismo, como es el caso de la piel.

La piel está regulada por unas hormonas (estrógenos) que tienen una influencia decisiva sobre el grosor de la piel, su hidratación, su pigmentación y la regulación de la cantidad de sebo. Además, favorecen la renovación de las células de la dermis y estimulan la síntesis de las fibras de colágeno y elastina de la epidermis para una mejor elasticidad. En la menopausia, la deficiencia estrogénica provoca un descenso de los niveles de colágeno cutáneo y, como consiguiente, un envejecimiento prematuro de la piel.

No podemos detener el paso del tiempo, pero sí reducir sus efectos e influir sobre los factores externos que contribuyen al envejecimiento prematuro de nuestra piel, como es el caso de una alimentación saludable y siguiendo una dieta mediterránea antiinflamatoria, como hemos visto en este capítulo.

Pero quiero recalcar algunos datos especialmente importantes en la menopausia:

1. Hay que procurar evitar los alimentos estimulantes e inflamatorios, como pueden ser el café, el alcohol, el chocolate y las comidas o salsas picantes, ya que van a provocar sofocos y sudores nocturnos, un síntoma muy característico de una mujer en la menopausia.

2. En esta etapa de la mujer es muy importante reducir el consumo de alimentos azucarados, puesto que provocan picos de glucosa en sangre, picos de energía, pero luego nos dan una sensación de más cansancio y agotamiento.

3. Durante la menopausia, la piel tiende a secarse en exceso, por lo que debemos ingerir legumbres, frutos secos o semillas como las de calabaza, porque son muy ricas en vitamina E, zinc y calcio, y nos van a aportar brillo a la cara y acabarán con el tono apagado de la piel.

4. Es muy recomendable durante la menopausia incorporar alimentos ricos en triptófano. Este aminoácido ayuda a la producción de la serotonina (la serotonina es un neurotransmisor muy relacionado con el control de las emociones y el estado de ánimo), lo que nos va ayudar a mejorar el sueño y, por tanto, a que nuestra piel descanse correctamente y a mejorar el estado de ánimo. Y ya hemos dicho que somos lo que comemos, por lo que si estamos contentos por dentro, esto se va a reflejar en nuestra piel, y nos ayudará también a disminuir esos momentos de irritabilidad. ¿Dónde podemos encontrar triptófano? En la carne (sobre todo pavo y pollo), en el pescado azul (salmón, atún, etc.), en algunas frutas (plátano, piña, aguacate, etc.) y en algunos frutos secos (nueces, almendras, etc.).

5. Y, una vez más, es de vital importancia mantenerse hidratado para que nuestra piel también lo esté, bebiendo como mínimo 2.5 litros de agua, lo que nos va a ayudar a evitar la retención de líquidos, que se agrava más en esta época y se puede apreciar en la piel.

6. Para disminuir la retención de líquidos, que nuestra cara se vea menos hinchada y las bolsas de los ojos estén menos acentuadas, es muy importante disminuir el consumo de sal y aumentar el de verduras como las alcachofas o los espárragos.

TOP 10 DE ALIMENTOS QUE MEJORAN LA PIEL EN LA MENOPAUSIA

- Kéfir
- Brócoli
- Pescado
- Alcachofa
- Salmón

- Atún
- Garbanzos
- Nueces
- Almendras
- Espárragos

ALIMENTACIÓN Y BRONCEADO

Es importantísimo que esto se grabe en tu mente: la radiación solar es una de las principales causas del envejecimiento de nuestra piel, por lo que el bronceado que es el resultado de una exposición prolongada de nuestra piel al sol también lo es.

Lo primero que quiero recalcar es que en todo momento hay que evitar estar expuestos tantas horas al sol para conseguir un bronceado. ¡Y que el bronceado no está de moda! Olvidemos lo de juzgar a las personas por si están bronceadas o no, centrémonos más en ver cómo esas pieles más bronceadas son las más envejecidas, y las que presentan mayores lesiones y más arrugas.

Si quieres buscar una piel bronceada sana, ante todo debes tener una piel saludable, y así conseguirás una piel bronceada, pero poco envejecida. De ahí que un buen plan de alimentación iniciado semanas antes de la cita con el sol ayudará a estimular la producción de melanina, proteger el colágeno y eliminar los radicales libres. Todo ello permitirá un buen bronceado, por supuesto siempre utilizando filtros solares, y ayudará a mantener la salud de la piel, previniendo su envejecimiento a causa de una exposición excesiva al sol.

En este apartado vamos a ver que hay determinados nutrientes, como los betacarotenos, que no solo favorecen el bronceado, sino que, en algunos casos, ayudan a proteger la piel de la radiación solar y, en otros, a prolongar el moreno adquirido. Es muy interesante tomarlos suplementados a través de complementos alimenticios, ya que muchas veces no solo mediante la alimentación llegamos a las ingestas recomendadas. Se recomienda tomar los complementos alimenticios ricos, por ejemplo, en betacarotenos de tres a cuatro semanas antes de la exposición solar para que sean efectivos.

Los mejores alimentos para preparar la piel para la exposición al sol son los siguientes:

- **Vitamina B:** es fundamental para mantener la elasticidad de la piel protegiendo el colágeno. Se encuentra en la pasta y, en general, en los cereales integrales y todos sus derivados.
- **Antioxidantes:** en este grupo se incluyen la vitamina C, el zinc y la luteína. Están presentes en muchos alimentos, especialmente en las frutas y las verduras de color rojo (moras, frambuesas, arándanos, jitomates, berenjenas, etc.), además de las zanahorias, el aguacate, la col, el brócoli, los cítricos (naranja, toronja, mandarina, lima y limón), las espinacas y las cebollas.
- **Betacarotenos:** son los encargados de aumentar la producción de melanina, un pigmento que es el responsable de darle color a la piel. Para localizar los betacarotenos en

los alimentos podemos hacerlo mediante un razonamiento bastante lógico: debemos buscar frutas y verduras de color naranja, rojo, amarillo o verde. ¡MUY IMPORTANTE! También van a evitar la futura aparición de manchas. La zanahoria es el alimento con mayor concentración de esta provitamina, pero puede decirse que las frutas y las verduras de colores más llamativos la contienen en mayor o menor medida: calabaza, jitomate, ciruelas, chabacanos, duraznos, ejotes, cítricos, sandía, etcétera.

- **Licopeno:** un tipo de carotenoide que, además de ayudarnos a ponernos morenos más rápido, favorece la absorción de vitamina A y también ayuda a prevenir ciertas enfermedades cardiovasculares. Y, aquí, el rey indiscutible es el jitomate.

- **Agua:** es fundamental durante el verano y más cuando se pasa tiempo bajo el sol. Es esencial para evitar la deshidratación del organismo y, en el caso que nos ocupa, para mantener la piel hidratada. Hay que tener siempre a la mano una botella de agua y beber con frecuencia a pequeños sorbos, incluso si no se tiene sed.

- **Vitamina C:** además de ser un antioxidante, protege el colágeno y la elastina (dos sustancias fundamentales para mantener la elasticidad de la piel) de la acción de la radiación solar. Todos los cítricos, las frutas rojas, los kiwis, la papaya y las verduras como las coles y las espinacas son muy ricos en este nutriente.

- **Vitamina E:** también tiene una acción antioxidante, ya que facilita el bloqueo de los radicales libres. Se encuentra en los cereales, en los frutos secos y en las legumbres.

- **Ácidos grasos:** favorecen el hecho de que el bronceado dure más. Se encuentran habitualmente en los aceites vegetales (especialmente el de oliva), el pescado azul (sardina, boquerón, corvina, macarela, etc.) y en los frutos secos.

Por último, destacamos que, gracias a este tipo de alimentos que hemos mencionado a lo largo de este capítulo, podemos mejorar no solo la rapidez con la que nos ponemos morenos, sino también el tiempo que el bronceado permanece en nuestra piel. Si nos bronceamos muy rápido, pero este bronceado también desaparece muy pronto, puede ser un aviso de que, aunque nuestro fototipo de piel favorece los resultados a la hora de exponernos al sol, en nuestra alimentación faltan cierto tipo de nutrientes, como las vitaminas A o C.

**TOP 10 DE ALIMENTOS QUE PREPARAN
NUESTRA PIEL PARA EL BRONCEADO:**

- Zanahoria
- Sardinas
- Calabaza
- Naranjas
- Durazno

- Toronja
- Chabacano
- Jitomate
- Sandía
- Espinacas

4

LA RELACIÓN ENTRE LA NUTRICIÓN
Y LAS AFECCIONES DE LA PIEL

Tal como hemos podido ver, la relación entre nutrición y piel da para mucho.

La nutrición y los hábitos saludables influyen en la piel. Además de su papel preventivo, la alimentación puede modificar el curso de algunas enfermedades como el acné, la psoriasis o la dermatitis atópica, y es lo que veremos a lo largo de este capítulo.

NUTRICIÓN Y DERMATITIS ATÓPICA

Conocida de forma común como eczema, la dermatitis atópica es una afección multifactorial, inflamatoria y crónica de la piel que causa picazón severa y se manifiesta mediante una especie de erupciones descamativas, sequedad, inflamación y enrojecimiento, entre otros síntomas. Se denomina «atópica» porque no afecta a un área específica, sino que puede afectar a diferentes partes del cuerpo.

El alcance de esta afección está aumentando con el paso de los años, y cada vez es más común en la sociedad en la que vivimos: afecta del 10 al 20% de los niños y a un rango comprendido entre el 1 y el 3% de los adultos, y tiene un gran impacto en su calidad de vida y en la de sus familiares, así como en los ámbitos emocional y financiero, alterando la calidad del sueño de los pacientes y afectando también a su trabajo o estudios. Es una de las enfermedades crónicas de la piel más frecuentes en todo el mundo y suele aparecer en los primeros años de vida, pero mejora con la adolescencia. La dermatitis atópica tiene una causa multifactorial, es decir, está causada por varios factores al mismo tiempo y de diversos orígenes, entre los que destacan los factores hereditarios, inmunológicos, ambientales, la falta de protección de la función barrera de la piel y el sistema de defensa natural de cada persona. También existen algunos factores que pueden empeorar los síntomas de las personas que padecen dermatitis atópica, como el estrés, la exposición a alérgenos o sustancias irritantes, la sudoración, la contaminación, el polvo, el tabaco y alteraciones psicológicas o emocionales.

Además, alrededor de la dermatitis atópica hay numerosos factores nutricionales, incluyendo el tipo de dieta materna durante el embarazo, la duración de la lactancia, la exposición a proteínas alimentarias alergénicas en los primeros años de vida, el momento de la introducción de alimentos complementarios o la suplementación de vitaminas y probióticos o prebióticos durante la vida prenatal y los primeros años de vida.

El papel de la alergia alimentaria en la patogenia de la dermatitis atópica continúa siendo controvertido. Sin embargo, en lactantes y niños pequeños, los alérgenos alimentarios pueden provocar o agravar lesiones de dermatitis en la piel. Mientras que, en los adultos, la alergia alimentaria como causa desencadenante es muy rara. Por tanto, se ha observado que la exposición a ciertos alimentos puede incrementar los problemas en la piel, mientras que antes se recomendaba la introducción y exposición temprana de determinados alimentos.

Cada vez son más los estudios que relacionan el control de los procesos inflamatorios, el estado de la barrera de la mucosa intestinal y las recomendaciones dietéticas para mejorar la dermatitis atópica. La dermatitis atópica es una montaña rusa;

durante la vida de sus pacientes hay periodos libres de síntomas y otros en los que hay brotes más o menos intensos.

En el momento de la aparición de la dermatitis, los niños pueden experimentar algunos de los siguientes síntomas: piel seca, presencia de eritema, costras y eczemas.

En la edad adulta aparecen algunos más, como hiperqueratosis, engrosamiento de la piel, aparición de pápulas, picazón muy intensa, fisuras con presencia de sangre o infecciones cutáneas en las zonas con eczema.

Es muy importante que las personas que la padecen reciban un tratamiento médico adecuado y se cuiden la piel a diario también desde el interior, es decir, siguiendo una alimentación saludable.

La alimentación tiene un gran protagonismo en la prevención y el control de la dermatitis atópica. Una dieta adecuada que contenga aquellos nutrientes y vitaminas necesarios para reparar los tejidos dañados de la dermis y reducir la inflamación será clave para una mejor recuperación del paciente.

A no ser que exista alguna alergia alimentaria, las personas con piel atópica deben seguir una dieta sana y variada. A continuación, vamos a conocer qué nutrientes son beneficiosos para las personas que tienen la piel atópica y en qué alimentos los podemos encontrar, y, por el contrario, qué alimentos producen un empeoramiento de los síntomas de la dermatitis atópica.

¿Sabes cómo descubrí qué alimentos me ocasionaban los brotes de dermatitis atópica? Haciendo un registro donde apuntaba los brotes de atopia y lo que comía cada día. Te aconsejo mucho realizarlo, porque así sacarás conclusiones increíbles. Y no solo lo recomiendo a las personas con dermatitis atópica, también a quienes presentan psoriasis, rosácea y otras afecciones de la piel. Cada organismo es único y, por ello, no a todo el mundo le van a afectar por igual los mismos alimentos, de ahí la importancia de conocerse y observar qué reacciones se producen en nuestra piel con los alimentos que consumimos.

Nutrientes beneficiosos en la dermatitis

Algunos dermatólogos relacionan una dieta pobre en proteínas con la aparición de dermatitis atópica. Para asegurarnos de que nuestra alimentación cuenta con el suficiente aporte de proteínas, tenemos que incluir en nuestra dieta legumbres, frutos secos, carne de conejo y pavo. Pero mucho cuidado: siempre hay que estar en continua vigilancia, ya que hay que tener en cuenta que algunas legumbres (como la soya) y frutos secos (como las nueces) pueden provocar reacciones alérgicas. Es importante vigilar la sensibilidad a este tipo de alimentos alérgenos.

Ácidos grasos

Como ya hemos visto antes, cada vez son más los investigadores que relacionan el estado de la barrera de la mucosa intestinal con la aparición de dermatitis atópica, por lo que es muy importante llevar a cabo una dieta rica en **ácidos grasos (omega 3)**, necesarios para la salud de la microbiota intestinal y que evitan la sequedad cutánea y reducen la inflamación. Los encontramos en el pescado azul, los aceites vegetales, las algas, las nueces y las semillas de linaza y chía.

Vitaminas

Dentro del gran mundo de las vitaminas, en la dermatitis cobrarán gran importancia los carotenos (provitamina A), la biotina (vitamina B8, B7 o vitamina H) y las vitaminas C, D y E.

Los **carotenos** (provitamina A) son esenciales para reparar la piel y las mucosas dañadas. Además de aumentar las defensas del organismo, reparan las células que componen nuestra piel y evitan que se muestre seca y escamosa. Se ha descubierto que un déficit de vitamina A agrava la piel seca, de ahí la importancia de mantener unos niveles adecuados. Las mejores fuentes de carotenos son los camotes, las zanahorias, la calabaza, los mangos, las espinacas, las coles de Bruselas, el brócoli, los pimientos morrones y los jitomates.

La **biotina** es muy conocida por sus propiedades contra la caída del cabello, pero también es excelente para mantener una piel sana y proteger su barrera natural, ayudando a que se renueve cuando está dañada. Puedes encontrarla en los siguientes alimentos: cereales integrales, garbanzos, coliflor, jitomate, manzana y uva.

La **vitamina C** es un poderoso antioxidante con efecto antiinflamatorio en la piel. La podemos encontrar en el kiwi, el mango, la papaya, el chabacano, la naranja, la nectarina, la zanahoria y la calabaza.

La **vitamina D** es esencial para el normal funcionamiento del sistema inmune y es capaz de reducir los nódulos inflamatorios, probablemente estimulando la inmunidad innata de la piel, lo que conduce a su mejora clínica. Se ha detectado una deficiencia de vitamina D en pacientes con dermatitis atópica, y el grado de insuficiencia parece correlacionarse con la gravedad de la afección. La principal fuente de vitamina D la encontramos en la exposición al sol, pero también encontramos pequeñas fuentes de esta vitamina en la yema del huevo, el pescado azul y los yogures.

La **vitamina E** presenta grandes propiedades antioxidantes, ayuda a prevenir enfermedades fortaleciendo el sistema inmunológico y actúa favorablemente en la piel mejorando su estado, su aspecto y combatiendo la oxidación de las células, además de prevenir la aparición de anomalías cutáneas. La podemos encontrar en alimentos como las espinacas, las acelgas, el kiwi, el aguacate, cereales como la avena y el centeno y el arroz integral.

Minerales

Los minerales también cobran un papel esencial en la dermatitis atópica. Cabe destacar los beneficios del magnesio, el selenio y el zinc. ¿En qué alimentos los podemos encontrar?

El magnesio se encuentra en cereales integrales, semillas oleaginosas, frutos secos y cacao puro; el selenio, en las nueces del Brasil, que son el fruto seco con más concentración en selenio; el zinc, en las semillas de calabaza, la avena, las almendras, las avellanas y la carne de ave y de ternera.

Probióticos/prebióticos

Una flora intestinal equilibrada ayuda a mantener un sistema inmunológico activo, lo que repercutirá en un mejor estado de la piel y, por tanto, en una reducción de los brotes de dermatitis atópica.

Los probióticos modulan el microbioma intestinal, mejoran la barrera intestinal y modulan el eje inmunitario intestino-piel; son microorganismos vivos beneficiosos para el huésped. Se recomienda en estos pacientes consumir alimentos ricos en probióticos, como el yogur, y alimentos ricos en sustancias prebióticas, es decir, fibra dietética que favorece una saludable flora bacteriana, como las verduras, la papa (en especial, la papa hervida y enfriada unas horas en el refrigerador incrementa su contenido en almidón resistente), el camote, la avena o el plátano, entre otros.

Una dieta equilibrada y baja en histamina podría ser útil para los niños con dermatitis atópica que tienen síntomas similares a la intolerancia a la histamina, en los que sus síntomas empeoran después de la ingesta de alimentos ricos en histamina, pero que dan negativo en las pruebas de alergia alimentaria.

Además de todos los alimentos recomendados para favorecer la mejoría de la dermatitis atópica, es importante mantenerse bien hidratado ingiriendo la cantidad de agua recomendada: como mínimo, 2.5 litros de agua al día.

Factores alimenticios que agravan la dermatitis

Hay ciertos **ingredientes que no son aconsejables** para pacientes con esta afección cutánea o con los que se debe tener especial cuidado, entre ellos encontramos los siguientes.

Las **grasas saturadas** (quesos, huevos, carnes, coco, palma) y los **ácidos grasos trans** son proinflamatorios y empeoran la dermatitis. También es perjudicial un exceso de ácidos grasos omega 6 (presentes en la mayoría de los aceites vegetales, como de girasol, soya, algodón o semillas de uva). El **aceite de oliva siempre es la mejor opción** puesto que sus ácidos grasos son mayoritariamente monoinsaturados.

El **azúcar**, los **alimentos azucarados** y los **cereales refinados** producen elevaciones en la insulina, lo que favorece los estados proinflamatorios.

Los productos lácteos y los hidratos de carbono simples provocan un aumento de los niveles de insulina y parecen estar específicamente implicados en el empeoramiento de la dermatitis atópica.

TOP 10 DE ALIMENTOS QUE MEJORAN LA DERMATITIS ATÓPICA

- Té verde
- Cúrcuma
- Jengibre
- Frutos rojos
- Sardina
- Macarela
- Nueces
- Brócoli
- Alcachofas
- Zanahoria

TOP 10 DE ALIMENTOS QUE EMPEORAN LA DERMATITIS ATÓPICA

- Leche y productos lácteos de vaca
- Huevos
- Mariscos
- Maíz
- Carnes grasas
- Cítricos
- Alimentos fritos
- Embutidos
- Alcohol
- Alimentos altos en azúcar (repostería)

NUTRICIÓN Y PSORIASIS

La psoriasis es una enfermedad inflamatoria crónica común de la piel que se caracteriza por la aparición de manchas rojas, escamas y picazón. Estos parches, conocidos como placas, aparecen cuando las células de la piel se reproducen anormalmente.

Tiende a tener ciclos, como la dermatitis atópica, con brotes que duran semanas o meses y que luego disminuyen o incluso entran en remisión. Aunque puede afectar a cualquier parte del cuerpo, las áreas más comunes suelen ser el cuero cabelludo, las rodillas, las manos, los pies y la espalda.

Existen diferentes tipos de psoriasis: en placas, en las uñas, en gotas, psoriasis inversa, psoriasis pustulosa, psoriasis eritrodérmica y artritis psoriásica. La psoriasis en placas es el tipo más común y afecta a aproximadamente al 80-90% de las personas con psoriasis.

La psoriasis puede desencadenar algunas complicaciones, como la artritis psoriásica, que causa dolor, rigidez e hinchazón en las articulaciones y sus alrededores. Además, los pacientes de psoriasis se asocian con frecuencia a afecciones como la obesidad, la diabetes dislipidemia y enfermedades cardiovasculares o inflamatorias intestinales.

Se trata de una enfermedad que afecta más o menos al 2% de la población mundial y, aunque su causa exacta es desconocida, se cree que es un problema del sistema inmunitario que hace que la piel se regenere más rápido de lo normal. También se ha relacionado con factores genéticos, ya que es común que varias personas de una misma familia padezcan de psoriasis, pero hay otros factores externos que pueden desencadenarla, como es el caso de la alimentación, el estrés y el tabaquismo.

La obesidad es un factor de riesgo muy importante en esta afección; la obesidad empeora la psoriasis y la psoriasis favorece la obesidad. Es importante mantener un peso saludable a través de una dieta equilibrada y ejercicio regular. Es este motivo por el que ya te adelanto que la nutrición va a desempeñar un papel fundamental en la psoriasis.

Los síntomas de esta afección son los siguientes:

- Picazón, ardor o irritación
- Uñas engrosadas y picadas
- Placas rojas y escamosas en la piel
- Picazón y dolor en las placas
- Sangrado y descamación de las placas

- Agrietamiento y dolor en las uñas
- Dolores articulares en casos graves

El tratamiento de la psoriasis varía según el tipo y la gravedad y puede incluir una combinación de tratamientos tópicos, fototerapia y medicamentos sistémicos. Además del tratamiento médico, los pacientes con psoriasis también pueden adoptar ciertas medidas, entre las que se cuenta mejorar la alimentación, tema que veremos a lo largo de este capítulo, aunque ya te adelanto que se basará en una dieta antiinflamatoria.

Nutrientes beneficiosos en la psoriasis

La nutrición es un factor clave en el desarrollo y la evolución de la psoriasis. A lo largo de los últimos años se ha demostrado que ciertos aspectos de la dieta pueden afectar al desarrollo y a la gravedad de la psoriasis.

Una dieta rica en comida proinflamatoria, como los alimentos procesados, el azúcar y los alimentos grasos, puede empeorar los síntomas de la psoriasis. En cambio, una dieta antiinflamatoria, rica en frutas, verduras, pescado y granos integrales, puede ayudar a reducir la inflamación en el cuerpo y mejorar los síntomas de la psoriasis.

Las personas con psoriasis generan más radicales libres debido a la alta actividad celular, por lo que la exigencia de antioxidantes es mayor. Se recomienda aumentar la capacidad antioxidante de su dieta mediante alimentos ricos en vitamina A, betacaroteno, C, E, selenio, zinc y polifenoles.

Ácidos grasos

Además de los antioxidantes, la alimentación de un paciente con psoriasis debe ser rica en ácidos grasos omega 3 poliinsaturados, presentes en el pescado azul. Son los que cuentan con una mayor evidencia por su potente acción antiinflamatoria.

Vitaminas

La vitamina D es especialmente importante en la psoriasis por su actividad antiinflamatoria y reguladora del sistema inmune. Además, mejora la evolución de esta afección y de la artritis psoriásica. Se han observado carencias de dicha vitamina en personas con psoriasis y artritis psoriásica, por lo que en la dieta para psoriasis se recomienda la ingesta de alimentos ricos en vitamina D, como el pescado graso, los huevos y los productos lácteos. También se pueden obtener suficientes niveles de vitamina D mediante la exposición al sol.

Minerales

Cabe destacar sobre todo la importancia del selenio en estos pacientes, puesto que se trata de un oligoelemento con capacidad antiproliferativa. Cuando sus niveles son bajos pueden empeorar la psoriasis. El selenio se encuentra en cereales y semillas, prácticamente en todas las verduras y el pescado, entre otros.

Probióticos/prebióticos

El consumo de fibras alimentarias o probióticos mejora la psoriasis mediante la supresión de las vías inflamatorias.

Factores alimenticios que agravan la psoriasis

Es importante que un paciente con psoriasis evite los alimentos que desencadenan la inflamación, ya que la inflamación y la respuesta del sistema inmunitario pueden causar brotes mayores.

El alcohol es un desencadenante de la psoriasis debido a sus efectos disruptivos en diferentes áreas del sistema inmunitario. Su consumo agrava las lesiones cutáneas y suele acompañarse de dietas y estilos de vida que favorecen la obesidad.

En los últimos años se ha determinado que las personas con psoriasis tienen mayores marcadores a la sensibilidad al gluten. La enfermedad celíaca es una afección médica caracterizada por una respuesta autoinmune a la proteína del gluten. Si tienes psoriasis y una sensibilidad al gluten, es importante eliminar los alimentos que lo contengan.

Las plantas solanáceas (el jitomate o el pimiento morrón) contienen solanina, que se sabe que afecta a la digestión y puede ser una causa de inflamación, por lo que sería recomendable evitarlas en la medida de lo posible durante los brotes.

La carne roja, los lácteos y los huevos contienen un ácido graso poliinsaturado llamado ácido araquidónico. Algunas investigaciones han demostrado que los derivados del ácido araquidónico pueden tener un papel importante en la formación de lesiones psoriásicas.

Pero también existe una parte de alimentos prohibidos o poco recomendables para la psoriasis que conviene limitar o evitar. Entre ellos: las grasas saturadas, presentes en carnes rojas, embutidos o lácteos enteros; las grasas trans, que encontramos principalmente en alimentos ultraprocesados, como panes y pasteles, alimentos precocidos, margarinas, galletas, y los azúcares simples y refinados, como el azúcar de mesa, la miel, mermeladas, refrescos azucarados, dulces, etcétera.

Tampoco es aconsejable un consumo excesivo de omega 6, presente en la mayoría de los productos ultraprocesados que se elaboran con aceites de girasol, soya o maíz o en alimentos de origen animal, como carnes, huevos y lácteos. Este componente, tanto el procedente de fuentes vegetales como el de fuentes animales, favorece la respuesta inflamatoria del organismo si se consume en exceso. De ahí la importancia de reducir el aporte de ácidos grasos omega 6 y aumentar el aporte

de ácidos grasos omega 3, que tienen una acción antiinflamatoria.

TOP 10 DE ALIMENTOS QUE MEJORAN LA PSORIASIS

- Brócoli
- Coliflor
- Bacalao
- Sardinas
- Avellanas
- Espinacas
- Chabacano
- Aguacate
- Aceite de oliva extra virgen
- Almendras

TOP 10 DE ALIMENTOS QUE EMPEORAN LA PSORIASIS

- Carne roja
- Lácteos
- Gluten
- Grasas trans
  (embutidos)
- Grasas saturadas
  (repostería)
- Solanáceas
  (jitomates, pimientos morrones)
- Alcohol
- Azúcar y harinas refinadas
- Ingesta excesiva de omega 6
  (aceites vegetales de girasol)
- Café

NUTRICIÓN Y ROSÁCEA

La rosácea es un trastorno dermatológico que afecta al 10%
de la población mundial. Se trata de una enfermedad inflamatoria crónica muy común de la piel que se caracteriza por
el eritema (enrojecimiento) y la dilatación de los vasos sanguíneos en la cara. Esta afección puede padecerla cualquier
persona, pero es más común en mujeres de mediana edad
(entre 35 y 50 años) con la piel clara.

La causa exacta de la rosácea es desconocida, pero se cree que puede estar relacionada con factores genéticos y ambientales, como la exposición al sol, el estrés, el clima frío o los cambios hormonales, la alimentación y el estilo de vida.

Se conoce que hay algunos condicionantes que pueden llevar a un agravamiento de los síntomas de la rosácea, como los cambios hormonales, los cambios bruscos de temperatura, la exposición al sol, algunos medicamentos vasodilatadores, los alimentos muy especiados o picantes, las bebidas alcohólicas y, sobre todo, el estrés.

Estudios recientes están demostrando que la rosácea es más frecuente en pacientes con enfermedad inflamatoria intestinal, siendo ambas enfermedades inflamatorias crónicas en las que se produce una respuesta inadecuada del sistema inmune hacia el propio organismo y desencadenadas por la interacción de factores genéticos, ambientales y de la microbiota intestinal.

La infección por Helicobacter pylori y el sobrecimiento bacteriano o SIBO también se encuentran muy relacionados con la rosácea. A pesar de que no se conoce aún la asociación exacta entre ellas, algunos estudios han observado que pacientes con rosácea mejoran después de recibir tratamiento antibiótico para la infección por Helicobacter pylori o SIBO.

Hay diferentes tipos de rosácea, entre las que se encuentran la eritemato-telangiectásica, la papulopustulosa, la fimatosa, la rinofima y la rosácea ocular.

Los síntomas típicos incluyen el enrojecimiento en la zona central de la cara, como las mejillas, la frente, la nariz y el mentón, así como la aparición de protuberancias y pápulas (pequeñas protuberancias) y pequeñas pústulas, lo que hace que a veces se confunda con el acné.

Los pacientes que la sufren padecen alta reactividad y sensibilidad de la piel, ardor y picor. En casos graves, la rosácea también puede causar hinchazón y engrosamiento de la piel en la cara, así como la aparición de venas dilatadas. Además, algunas personas también pueden experimentar sequedad, irritación y enrojecimiento en los ojos.

El tratamiento de la rosácea varía según la gravedad de los síntomas y puede incluir cremas tópicas, antibióticos orales y terapia con láser o con luz. Es importante evitar factores desencadenantes conocidos, proteger la piel del sol y buscar ayuda médica si se sospecha que se tiene rosácea para obtener un diagnóstico preciso y un plan de tratamiento adecuado.

Nutrientes beneficiosos para la rosácea

Nuestra piel suele ser un reflejo de cómo estamos por dentro y en esto tiene mucho que ver lo bien o lo mal que nos alimentemos. Del mismo modo, nuestra microbiota intestinal también influye en la salud de nuestra piel, algo que cobra mucha más importancia en algunas patologías como la rosácea.

Uno de los principales problemas de la rosácea es que causa brotes con los síntomas ya descritos, y estos pueden estar ocasionados o acentuados por una mala alimentación y por un desequilibrio en la microbiota intestinal. Depende de nosotros cuidar nuestra alimentación para aliviar sus síntomas y controlar la aparición de los brotes. En este capítulo te enseñaré aquellos alimentos que mejoran la rosácea y los que la empeoran.

Pero antes de empezar, no debemos olvidar que la rosácea puede ir unida a intolerancias, alergias o problemas intestinales que deben tenerse en cuenta a la hora de elegir nuestra alimentación.

No existe una dieta alimenticia específica para la rosácea, pero al tratarse de una patología inflamatoria, el tipo de nutrición que más puede ayudar a los pacientes con rosácea es una dieta antiinflamatoria.

Ácidos grasos

En nuestra dieta debemos dar prioridad al consumo de ácidos grasos omega 3, presentes sobre todo en el pescado azul, el aceite de oliva extra virgen y algunas semillas, ya que son antiinflamatorios y ayudan a retrasar el proceso de envejecimiento de la piel y potenciar su hidratación. Mucho cuidado con los ácidos grasos omega 6, ya que estos sí suelen favorecer la inflamación; si los consumimos, que sea a través de alimentos de calidad, como el aguacate, las nueces o los huevos.

Vitaminas

Uno de los nutrientes más beneficiosos para la rosácea son los antioxidantes, que nos pueden ayudar a reducir el daño celular y el enrojecimiento de la piel. Entre ellos destacan los carotenoides y las vitaminas B (B3 y B6), C y E.

Los carotenoides son esenciales para el crecimiento, el mantenimiento y la reparación de las células de las mucosas, los epitelios y la piel. Los podemos encontrar en frutas y verduras amarillas o anaranjadas (zanahoria, calabaza, camote, durazno, cereza, nectarina, jitomate, pimiento morrón, etc.) y en verduras de hoja verde (acelga, espinaca, berro, etc.). El licopeno presente en el jitomate, la uva o la sandía ayuda a cuidar las pieles más sensibles y contribuye a que tengamos una piel más suave y luminosa.

El complejo de vitaminas del grupo B interviene en los procesos de renovación celular. En la rosácea representan un papel muy importante las vitaminas B3 (niacina) y B6, ya que pueden ayudar a reducir el enrojecimiento de la piel y mejorar la salud cutánea en general. Los alimentos ricos en estas vitaminas son el pescado, los huevos, los frutos secos, las legumbres, los cereales integrales y las verduras de hoja verde.

La vitamina C es uno de los antioxidantes más presentes en nuestra alimentación y uno de los que ofrecen mayores beneficios para la salud dermatológica. Interviene en la síntesis y la reparación del colágeno, que nos ayuda a neutralizar los radicales libres y refuerza el sistema inmunitario, y la podemos encontrar en la naranja, el limón, la mandarina, la fresa y el kiwi, entre otros.

La vitamina E, un antioxidante fundamental para prevenir la rosácea porque protege las membranas celulares y la capa dérmica, impide la oxidación de las grasas y refuerza el sistema inmunitario, nos ayuda a difuminar las cicatrices y a eliminar las imperfecciones. La podemos encontrar en cacahuates, pistaches, aguacates y aceites vegetales, así como en espinacas, espárragos y avellanas.

Minerales

Dentro de los minerales, en la rosácea son muy determinantes el selenio y el zinc. El selenio desempeña importantes funciones de desintoxicación celular y es un protector frente al envejecimiento cutáneo. Se encuentra en huevos, mariscos, ciertas setas y cereales. El zinc es esencial para la síntesis de proteínas y la regeneración de la piel. Su déficit limita el crecimiento y la regeneración de los tejidos. Lo podemos encontrar en mariscos (ostras y crustáceos), huevos y cereales integrales.

Probióticos y prebióticos

La alimentación de un paciente con rosácea debe ser rica tanto en prebióticos como en probióticos. Los prebióticos van a beneficiar nuestra piel mediante la proliferación de bacterias de la superficie cutánea, las cuales van a ayudar a la piel a controlar los microorganismos perjudiciales y pueden también potenciar la eliminación de sustancias nocivas. El ajo, los espárragos, la cebolla o el poro son ricos en prebióticos. Y los probióticos van a ayudar a recuperar las bacterias buenas y reforzar la barrera protectora de nuestra piel, combatiendo las bacterias dañinas y controlando la inflamación.

Por último, en un paciente con rosácea es muy importante mantener una **buena aportación hídrica**.

Factores alimenticios que agravan la rosácea

Todos los alimentos y bebidas muy calientes tienen un efecto vasodilatador y pueden agravar los síntomas de la rosácea, de manera que conviene evitarlos en la medida de lo posible. También debemos evitar los alimentos o salsas muy condimentados o picantes, ya que pueden causar enrojecimiento e hinchazón en la piel debido a la capsaicina, el compuesto que les da el sabor picante. Los alimentos ricos en histamina (vinos, cerveza, etc.) también pueden causar vasodilatación y enrojecimiento y, por ende, empeorar los síntomas de rosácea.

También se ha visto que algunas dietas más estrictas, como la dieta cetogénica, pueden agravar algunos brotes de rosácea.

Pero, pese a todo, el principal culpable dietético de la rosácea es el azúcar. El refinado y todos los alimentos que lo contienen producen un aumento brusco del azúcar en sangre y cambian la composición de la grasa de la piel, lo que potencia la aparición de la rosácea. También debemos tener precaución con los edulcorantes, ya que dañan nuestro metabolismo alterando la composición de nuestra microbiota y disparando nuestros niveles de insulina, lo que termina en mayores brotes de rosácea.

Mucho cuidado con los productos lácteos: algunas personas con rosácea pueden ser intolerantes a la lactosa o tener una alergia a la proteína de la leche, lo que puede causar enrojecimiento e hinchazón en la piel. Además, se ha podido ver que la leche, y sobre todo la descremada, se ha relacionado con la aparición de afecciones en la piel como la rosácea. La leche descremada es rica en suero de leche y caseína, el suero aumenta los niveles de insulina y es proinflamatorio, y la caseína genera una respuesta inmunitaria que causa un aumento de los niveles sistémicos de inflamación y empeora los brotes en las personas con rosácea. Además, la leche descremada activa más vías hormonales que la entera. Siempre es mejor consumir productos lácteos fermentados como el kéfir. Para mí siempre será el yogur el lácteo más saludable.

Los pacientes con rosácea deben evitar a toda costa el consumo de alcohol, ya que produce una dilatación de los vasos sanguíneos y causa enrojecimiento e hinchazón en la piel. Además, el alcohol también puede aumentar el estrés en el cuerpo, lo que a veces contribuye al desarrollo de rosácea.

TOP 10 DE ALIMENTOS QUE MEJORAN LA ROSÁCEA

- Sardinas
- Semillas de linaza
- Almendras
- Naranjas
- Cacahuates
- Ostras
- Huevo
- Frutos rojos
- Kéfir
- Kiwi

TOP 10 DE ALIMENTOS QUE EMPEORAN LA ROSÁCEA

- Café
- Alcohol
- Bebidas energéticas o estimulantes
- Comida condimentada (especias)
- Azúcar y harinas refinadas
- Carnes grasas
- Picantes (pimienta y chile)
- Canela
- Chocolate
- Leche de vaca

NUTRICIÓN Y ACNÉ

El acné es una afección frecuente de la piel que ocurre cuando los folículos pilosos debajo de esta se obstruyen. La grasa y las células muertas de la piel tapan los poros y puede haber brotes de lesiones (a menudo llamados granos o espinillas). La mayoría de las veces, los brotes ocurren en la cara, pero también pueden salir en la espalda, el pecho y los hombros.

Esta patología inflamatoria de la piel es la más común en el mundo. Afecta a cerca del 90% de los adolescentes y suele llegar a su apogeo a los 15 años. Pero también puede durar mucho más, ya que el 12% de los adultos, principalmente mujeres, sufre acné.

Presenta un origen multifactorial, pero hay cuatro causas principales que originan el acné:

- Exceso de producción de materia grasa (sebo)
- Folículos pilosos obstruidos por materia grasa y células muertas de la piel
- Bacterias
- Inflamación

A estos se le suman algunos factores que pueden desencadenar o empeorar el acné:

- Cambios hormonales; los andrógenos son hormonas que aumentan en los jóvenes durante la pubertad y que hacen que las glándulas sebáceas se agranden y produzcan más sebo. Los cambios hormonales durante la madurez, sobre todo en las mujeres, también pueden provocar brotes.
- Ciertos medicamentos; los ejemplos incluyen medicamentos que contienen corticosteroides, testosterona o litio.
- Estrés; no causa acné, pero si ya lo padeces, puede empeorarlo.

- Contaminación ambiental.
- Y la alimentación, que es el factor en el que más nos vamos a centrar a lo largo del capítulo.

Se trata de una afección de alto impacto para los pacientes, sobre todo en la calidad de vida, y se observa una fuerte asociación entre la autoestima y un tratamiento adecuado del acné. Si bien es más común en la adolescencia, ya que los cambios hormonales que ocurren durante esta etapa pueden aumentar la producción de sebo, también puede afectar a adultos.

El acné se clasifica según si es o no inflamatorio (erupciones abiertas o «puntos negros»; o cerrados o «espinillas») o inflamatorio (pápulas, pústulas y nódulos). A su vez, el inflamatorio puede ser leve, moderado o severo.

Suele aparecer en la cara, la frente, el pecho, la parte superior de la espalda y los hombros, y los signos de acné varían según la gravedad de la afección:

- Puntos blancos (poros tapados cerrados)
- Espinillas (poros abiertos tapados)
- Irregularidades sensibles rojas y pequeñas (pápulas)
- Granos (pústulas) que son pápulas con pus en la punta
- Bultos grandes, sólidos y dolorosos debajo de la piel (nódulos)
- Bultos dolorosos llenos de pus debajo de la piel (lesiones quísticas)

Nutrientes beneficiosos en el acné

La nutrición tiene un impacto significativo en la salud de la piel, incluyendo, por supuesto, la piel acneica. Aunque al ser el acné la patología de la piel más conocida, el tema de la nutrición y el acné es siempre motivo de debate en la actualidad. En este capítulo arrojaré un poco más de luz sobre este tema.

Antes de comenzar es importante señalar que no hay una solución única para tratar el acné y que la nutrición es solo una pieza del rompecabezas. Es recomendable consultar a un profesional de la salud para obtener un plan de tratamiento personalizado, ya que además de una dieta saludable, puede ser necesario utilizar productos tópicos o medicamentos recetados por un dermatólogo.

En una piel acneica debemos asegurarnos de que el cuerpo recibe los antioxidantes que necesita. Los radicales libres y la oxidación pueden contribuir también a la inflamación que está presente en cada fase del desarrollo del acné, y los antioxidantes trabajan para combatir sus efectos negativos.

Ácidos grasos

Las personas con esta afección en la piel también deben encontrar el equilibrio entre el omega 6 y omega 3 en su alimentación. Los **ácidos grasos** como el **omega 3 son antiinflamatorios**, así que ayudan a reducir la inflamación que causa el acné. Sin embargo, los omega 6 producen el efecto contrario y favorecen la inflamación. La mayoría de nosotros consumimos demasiado omega 6 en comidas preparadas o fritas en aceites de girasol, ajonjolí, maíz o cacahuate. Deberíamos intentar compensarlo con omega 3 para consumir aceites provenientes de pescados grasos pequeños, como la sardina, la macarela o el arenque.

El ácido linoleico es un ácido graso esencial muy recomendable en personas con acné. Es un componente importante de la barrera de la piel y tiene propiedades antiinflamatorias, lo que lo convierte en una opción potencial para el tratamiento de esta afección.

Vitaminas

Debemos asegurarnos de tomar las cantidades necesarias de vitaminas A y E. La vitamina A es antiinflamatoria y ayuda a regular la producción de sebo, mientras que la vitamina E tiene propiedades antioxidantes y antiinflamatorias. Los berros de agua y el aceite de aguacate son buenas fuentes de vitamina E, y los elementos que tienen un contenido elevado en caroteno (alimentos de color naranja, como las calabazas, los camotes y las zanahorias) son ricos en vitamina A.

Debemos basar la alimentación de una piel acneica en alimentos con un índice glucémico bajo o medio e incluir cereales integrales, verduras y legumbres. La fibra aporta prebióticos que son clave para el intestino, un órgano imprescindible para la salud de la piel.

Minerales

En este tipo de pieles debemos asegurarnos de ingerir suficiente zinc y selenio. Ambos tienen un rol importante en el proceso de cicatrización, con propiedades antiinflamatorias y antibacterianas, y fortalecen el sistema inmunológico; sobre todo el zinc, que lo podemos encontrar en el pollo, el pavo y hojuelas de avena.

Probióticos/prebióticos

La fibra ayuda al tránsito intestinal y se ha demostrado que un intestino sano es esencial para mantener la salud del resto de nuestro organismo, reduciendo el riesgo de padecer acné y ayudando a manejarlo. Para ello debemos consumir cereales integrales, legumbres, frutos secos y semillas. Y, por supuesto, como en todas las afecciones de la piel, no nos podemos olvidar de la ingesta tanto de prebióticos como de probióticos, ya que nos aporta numerosos beneficios para la salud de nuestra piel.

Factores alimenticios que agravan el acné

Existen varios alimentos que se han relacionado con el desarrollo de acné. Entre todos ellos, si se diera una dieta rica en alimentos proinflamatorios (azúcares refinados, alimentos procesados y alimentos grasos), puede aumentar la inflamación en el cuerpo y empeorar los brotes.

Algunos estudios han descubierto que los alimentos con un índice glucémico elevado (aquellos que producen picos de azúcar en sangre) promueven la inflamación y también elevan la producción de andrógenos, lo que se relaciona con un exceso de sebo por las glándulas sebáceas y, además, ambos procesos son perjudiciales para una piel acneica. Los alimentos con alto índice glucémico son los cereales y las harinas refinadas (arroz, pasta, pan blanco, etc.), la papa y los alimentos azucarados (golosinas, galletas y panes procesados). Debemos evitar aquellos alimentos que provocan picos de insulina. Productos como refrescos, golosinas, repostería o galletas favorecen la inflamación de la piel.

Una preocupación muy común es si consumir lácteos produce acné. Hay algunos estudios que han encontrado una posible relación entre los productos lácteos y el acné, pero la realidad es que esto no se ha investigado mucho ni se ha demostrado un vínculo de causa y efecto. Esta relación solo se ha observado con la leche de vaca (no con bebidas vegetales) y se produce cuando se toman grandes cantidades de lácteos.

La Academia Estadounidense de Dermatología indica que todos los tipos de leche de vaca (entera, baja en grasa y descremada) se han relacionado con el acné.

Una teoría posible es que la leche contiene de forma natural pequeñas cantidades de diversas hormonas y estas hormonas provocan inflamación en las diferentes partes de nuestro cuerpo, y, como hemos visto, en la patología del acné existe una causa inflamatoria, por lo que ahí podríamos entender la relación entre el acné y los lácteos. Otra teoría complementaria a la anterior es el incremento de los niveles de factor de crecimiento similar a insulina (IGF-I) que se ha correlacionado con un mayor número de lesiones de acné ya que promueve la proliferación de queratinocitos e incrementa la síntesis lipídica, los aminoácidos derivados de la leche y la caseína.

Yo siempre recomiendo tomar lácteos enteros, especialmente yogur o kéfir, que son una gran fuente de probióticos, favorecen la salud de nuestro intestino y ayudan a reducir la inflamación y, por tanto, el acné. También es buena opción sustituir la leche por bebidas a base de almendra, soya y arroz.

El gluten, una proteína presente en el trigo, la cebada y el centeno, en gran parte de la población puede desencadenar inflamación en el cuerpo y contribuir, por ende, al desarrollo de acné.

Y, por supuesto, el consumo excesivo de alcohol puede provocar la inflamación en el cuerpo, lo que a su vez puede contribuir al desarrollo de acné.

Chocolate y acné: ¿mito o realidad?

El chocolate no es el principal factor que desencadena el acné. Es importante recordar el apartado de causas del acné: esta afección es causada por una combinación de factores genéticos, hormonales y ambientales.

El cacao tiene una gran concentración de flavonoides (también llamados polifenoles), los cuales son un excelente antioxidante para la piel. Su efecto evita que tu piel entre en contacto con radicales libres y protegen la vitamina E de la dermis.

Sí que es verdad que el chocolate tiene un alto contenido en azúcar, por lo que tiene un índice glucémico elevado y, además, de tratarse de chocolate con leche, tendrá también leche, otro desencadenante del acné.

Por lo que **el acné** no se debe al cacao, sino al elevado contenido en azúcar y otros ingredientes que contienen algunos chocolates. Así pues, se podrá consumir chocolate siempre que sea con un alto porcentaje de cacao (mínimo un 80%) y dentro de una alimentación saludable.

TOP 10 DE ALIMENTOS PARA COMBATIR EL ACNÉ

- Naranja
- Piña
- Aguacate
- Limón
- Fresas
- Brócoli
- Ajo
- Alcachofa
- Zanahoria
- Salmón

TOP 10 DE ALIMENTOS QUE EMPEORAN EL ACNÉ

- Carnes rojas, carne grasa (pato, cerdo y cordero)
- Picante
- Alcohol
- Refrescos azucarados o energéticos
- Lácteos
- Azúcar y harinas refinadas
- Grasas saturadas (frituras)
- Grasas trans, alimentos procesados
- Alimentos con alto índice glucémico (pan blanco)
- Comida condimentada (especias)

5

MICROBIOTA Y PIEL

Nuestro organismo contiene billones de microorganismos. Esta comunidad es lo que conocemos como microbiota o flora (intestinal, cutánea, vaginal, etc.). Son un conjunto de microorganismos que viven en la piel y la superficie de las mucosas, fundamentalmente en el tubo digestivo (sobre todo en el intestino grueso) y la vagina. En este ecosistema habitan microorganismos nativos, que colonizan de manera permanente y se adquieren en el nacimiento y los primeros años de vida, y otros que conviven de manera transitoria y que son adquiridos por cambios en la dieta mantenidos en el tiempo o el consumo de medicamentos, entre otras causas.

La gran mayoría de los microbios en el cuerpo humano son inofensivos y, de hecho, beneficiosos para la salud. Por ejemplo, algunas bacterias en el tracto gastrointestinal ayudan a digerir alimentos y producir vitaminas. Sin embargo, hay otros microbios que pueden llegar a ser dañinos para la salud humana y causar enfermedades. Este es el caso de las bacterias que provocan infecciones como la neumonía u otras de tipo estomacal y pueden causar enfermedad en el cuerpo humano. Así pues, en esta gran comunidad, la microbiota, habitan tanto microorganismos buenos como malos; por eso es imprescindible que para el correcto desarrollo y mantenimiento del organismo siempre exista un equilibrio entre ellos y que, por tanto, la microbiota se encuentre en un equilibrio adecuado.

Un desajuste en la microbiota puede causar problemas en la salud de nuestro organismo, y es entonces cuando aparecen las diferentes patologías, como es el caso de la dermatitis atópica, la psoriasis y demás que veremos a continuación con más detalle.

Una de las microbiotas más importantes es la intestinal, ya que es donde se alberga la gran mayoría de las bacterias. Hay muchos factores que pueden alterar la microbiota intestinal, entre los que se encuentran tratamientos con antibióticos, edulcorantes, salsas picantes, comida procesada o alcohol, entre los más destacados, el estrés y los contaminantes.

La microbiota intestinal se define como la colección de microbios (bacterias, hongos, arqueas y virus) que habitan en el intestino humano. La microbiota gastrointestinal es esencial para la maduración del sistema inmunológico, compuesto por respuestas inmunitarias tanto adaptativas como innatas.

Los cambios en la composición y función microbiana se denominan disbiosis, y a continuación explicaremos qué son.

DISBIOSIS INTESTINAL

La disbiosis intestinal es un desequilibrio constante de la flora intestinal, y que cada vez es más común en nuestra sociedad.

Hay ciertos hábitos que pueden dañar o eliminar la flora intestinal por lo que esta se altera y desequilibra los microorganismos. Una dieta inadecuada, un síndrome metabólico, una enfermedad autoinmune, una baja ingesta de fibra, el estrés... son muchas las causas que originan este desequilibrio y, por tanto, disbiosis intestinal.

Una microbiota intestinal desequilibrada genera un sistema inmune más débil y afecta a nuestra salud metabólica, provocando un mayor riesgo de sufrir enfermedades crónicas. Se ha observado disbiosis en la microbiota intestinal en algunas enfermedades, como la enfermedad inflamatoria intestinal, la esclerosis múltiple, la diabetes (tipos 1 y 2), las alergias, el asma y el autismo, hasta enfermedades dermatológicas, como la dermatitis atópica (DA), la psoriasis y la alopecia areata.

Seguir un adecuado estilo de vida y una correcta alimentación son claves para evitar y combatir la disbiosis intestinal.

¿Qué síntomas me pueden alertar de sufrir una disbiosis intestinal? Distensión abdominal, diarrea y estreñimiento, digestiones pesadas, ansiedad, debilidad, migrañas, irritaciones cutáneas, mala absorción, trastornos digestivos y de la menstruación, trastornos cutáneos (eczemas, acné...).

Las informaciones alrededor del mundo de la microbiota avanzan tan rápido que hay personas que si les dices el nombre de microbiota, antes de que se les vengan a la cabeza el intestino o el aparato digestivo creen que es algo relacionado con la piel.

La aparición de la disbiosis intestinal (microbioma intestinal desequilibrada) puede afectar de forma negativa a la piel. Determinados metabolitos procedentes de bacterias intestinales, al llegar a la piel a través de la circulación sanguínea, pueden alterar la diferenciación epidérmica y la integridad de la barrera cutánea. Pueden producir una pérdida de agua (transepidérmica) y una queratinización alterada. La disbiosis intestinal da como resultado una activación de la respuesta inflamatoria.

Estos son algunos de los mecanismos por los que una microbiota intestinal alterada influye sobre la función cutánea. Por ello, puede contribuir a trastornos como la dermatitis atópica, la psoriasis, la rosácea o el acné.

Veamos a continuación cómo está relacionada la microbiota intestinal con algunas afecciones de la piel.

Microbiota intestinal y acné

El acné es una enfermedad inflamatoria de la piel muy frecuente, como hemos visto en capítulos anteriores. Tiene un origen multifactorial y muchas veces es difícil saber cuál es su origen, pero se ha visto que, entre estos factores, el estrés, la depresión y la ansiedad pueden empeorar el acné, porque alteran la microbiota intestinal y aumentan la permeabilidad intestinal, favoreciendo la inflamación de la piel.

Los estudios nos indican que los pacientes con acné presentan cambios en la microbiota intestinal, con una disminución de las actinobacterias y un ligero aumento de las proteobacterias. En relación con el género encontramos disminución de *Bifidobacterium*, *Butyricicoccus*, *Coprobacillus* y *Lactobacillus*.

Microbiota intestinal y dermatitis atópica

Ya hemos visto en los capítulos anteriores qué es la dermatitis atópica y cómo afecta a la calidad de vida de las personas que la padecen. Esta afección es una enfermedad sistémica inflamatoria crónica autoinmune caracterizada por prurito intenso, que afecta al 15% de la población pediátrica y que en el 85-90% de los casos suele presentarse durante la infancia. En los últimos años se han descubierto nuevos datos en la patogénesis de la dermatitis atópica.

En este tipo de dermatitis existe una alteración de la barrera cutánea y una respuesta inmune alterada. Una alteración de la barrera cutánea como consecuencia de causas ambientales o genéticas suele ser el comienzo en el desarrollo de la dermatitis atópica y, como consecuencia, la alteración de la barrera de la piel presentará una mayor susceptibilidad a la invasión por parte de antígenos ambientales (alérgenos, microorganismos, etc.).

Varios estudios han demostrado la relación entre la disbiosis intestinal (desequilibrio de la microbiota intestinal) y la dermatitis atópica. En los pacientes con dermatitis atópica existe una reducción de las especies intestinales productoras de butirato (un ácido graso de cadena corta con un importante papel antiinflamatorio. Combinado con la vitamina D, establece una sinergia clave para mantener la homeostasis intestinal, es decir, un adecuado equilibrio, gracias a sus múltiples propiedades).

Una alteración de la barrera intestinal de estos pacientes provoca que algunos alimentos, microorganismos y toxinas lleguen a través de la circulación a la piel, donde desencadenan una respuesta inmunitaria, provocan un daño tisular y, como consecuencia, aflore la dermatitis atópica.

Microbiota intestinal y psoriasis

La psoriasis tiene una fuerte asociación con la inflamación gastrointestinal. Entre el 7 y el 11% de los pacientes con enfermedad inflamatoria intestinal son diagnosticados de psoriasis. Se ha demostrado que ambas patologías están muy relacionadas entre sí, y hay ciertos factores genéticos, ambientales e inmunitarios que participan en el origen de ambas enfermedades, como hemos visto en capítulos anteriores.

Al igual que en el caso de la dermatitis atópica, en la psoriasis se ha sugerido que existe una disfunción de la barrera intestinal, con el consiguiente paso de bacterias y productos tóxicos a la circulación sistémica y el desencadenamiento de una respuesta inmunológica.

La conclusión que se ha obtenido y que podemos decir al estudiar la microbiota intestinal de los pacientes con psoriasis es que la población bacteriana de los pacientes con psoriasis se caracteriza por un aumento de *Faecalibacterium*, *Akkermansia* spp. y *Ruminococcus*, asociados a una disminución de *Bacteroides*.

Microbiota intestinal y rosácea

La rosácea es una enfermedad inflamatoria crónica que hoy en día se asocia en numerosas ocasiones a los trastornos inflamatorios del tracto gastrointestinal (enfermedad inflamatoria intestinal).

Se ha identificado una diferente composición en la microbiota intestinal de pacientes con rosácea en comparación con sujetos sanos: un aumento de la abundancia relativa de *Bacteroides* y *Fusobacterium* y una disminución de los géneros *Prevotella* y *Sutterella*.

MICROBIOTA Y NUTRICIÓN

La alimentación es un factor crucial para la composición, el funcionamiento y la salud de la microbiota. Una dieta equilibrada y variada puede ayudar a mantener una microbiota saludable, mientras que una poco saludable puede desequilibrarla. Por ejemplo, una dieta rica en fibra, vegetales y fruta ayuda a promover la diversidad y la salud de las bacterias en el tracto gastrointestinal, pero una dieta rica en alimentos procesados, harinas refinadas, aditivos y azúcares puede alterar la microbiota y aumentar el riesgo de padecer enfermedades crónicas.

Y aquí hago una mención especial a las dietas milagro, esos famosos métodos de adelgazamiento con los que debemos tener mucho cuidado porque van a afectar a nuestra salud y a nuestra microbiota intestinal y, por tanto, también a la salud de nuestra piel. Las dietas milagro suelen ser dietas altas en proteínas y bajas en hidratos de carbono, y esto tiene efectos muy indeseables sobre la microbiota intestinal, sobre todo si estas dietas se prolongan en el tiempo. La fibra dietética tiene efectos antioxidantes protectores del intestino y es precursora de compuestos como el ácido butírico, mientras que el exceso de proteínas puede generar metabolitos asociados al cáncer. También es muy peligroso y provoca un gran daño en la microbiota intestinal el ayuno prolongado o cambios en los horarios de nuestras comidas, algo que afecta también a nuestra salud. Se han relacionado los hábitos dietéticos y, sobre todo, la disminución del consumo de fibra dietética con determinados patrones de la composición de la microbiota. La pérdida progresiva de la diversidad microbiana durante generaciones en las sociedades industrializadas se ha asociado con el aumento emergente de enfermedades crónicas. La dieta tiene fuertes implicaciones en el desarrollo de enfermedades como la obesidad, el síndrome metabólico, la desnutrición, los trastornos alimenticios, la enfermedad inflamatoria intestinal y el cáncer colorrectal, entre otras.

Por este motivo, para tener una microbiota intestinal sana y equilibrada y, por ende, una buena salud de nuestra piel, debemos llevar a cabo una dieta saludable en la que no pueden faltar la fibra dietética y el consumo de probióticos y prebióticos, que en muchos casos son claves para restaurar la microbiota y dotarla de una mayor biodiversidad.

Las dietas altas en fibra son ricas en prebióticos. Los prebióticos son los ingredientes no digeribles de la dieta que, al ser fermentados por la microbiota intestinal, favorecen el crecimiento de especies beneficiosas sobre las nocivas, confiriendo beneficios en la salud del huésped. También existen los probióticos, que son microorganismos vivos que, al ser administrados en cantidades adecuadas, confieren beneficios para la salud del individuo. Podemos encontrar bacterias probióticas en diferentes alimentos, como el yogur, el kéfir, la kombucha y en complementos alimenticios.

Por tanto, ha quedado demostrado en este capítulo que el papel integral del microbioma intestinal en el desarrollo inmunológico y la homeostasis de la piel es clave y, así pues, una ingesta a través de la alimentación de prebióticos y probióticos o de complementos alimenticios puede ser útil tanto en la prevención como en el tratamiento de los diferentes trastornos de la piel que se asocian con una disbiosis de la microbiota intestinal.

¿La microbiota intestinal puede afectar a nuestro estado de ánimo?

A lo largo de los últimos años se han postulado varias teorías sobre cómo afecta el estado emocional a nuestra microbiota intestinal y a la salud y el aspecto de nuestra piel.

Soy de las personas que creen firmemente en toda la ciencia que hay detrás del eje intestino-cerebro-piel. Un estado de ansiedad, depresión o estrés alterará el normal funcionamiento del tracto gastrointestinal, de la microbiota y de la permeabilidad intestinal, lo que promueve la inflamación local y sistémica crónica que puede afectar a distintas mucosas del organismo y a la piel.

En 1930, los dermatólogos Stokes y Pillsbury ya consideraban que los estados emocionales (ansiedad o depresión, por ejemplo) podían alterar la microbiota intestinal e inducir inflamaciones locales y sistémicas. En aquella época recomendaban la utilización de leche fermentada para introducir microorganismos beneficiosos.

En concreto, el estrés conduce a la secreción de neurotransmisores (serotonina, norepinefrina y acetilcolina) y produce permeabilidad intestinal e inflamación local y sistémica a través de la circulación sanguínea.

Por ejemplo, el cortisol, hormona del estrés, altera la composición de la microbiota intestinal, y las concentraciones de moléculas neuroendocrinas circulantes (triptamina, trimetilamina y serotonina) afectan a la barrera cutánea y provocan la inflamación de la piel.

Recomendaciones dietéticas para mantener una microbiota equilibrada

- Una alimentación rica en frutas, verduras y hortalizas por su contenido de fibra, vitaminas y minerales.
- Asegurarnos de consumir valores adecuados de Vitaminas D, B12 y A a través de la dieta.
- Aumentar el consumo de alimentos ricos en selenio, como pescado y mariscos, por sus propiedades antioxidantes e inmunorreguladoras.
- Aumentar el consumo de hidratos de carbono complejos frente a los simples con la ingesta de fibra, cereales integrales sin refinar, almidón resistente, etcétera.
- Consumir pescado azul de pequeño tamaño rico en omega 3, como las sardinas, los boquerones o la macarela.
- Reducir al mínimo el consumo de alcohol.
- Limitar el consumo de ultraprocesados, carbohidratos refinados, lácteos, chocolate y grasas trans.
- Disminuir el consumo de carne roja o sustituir la proteína animal por proteína de origen vegetal.
- Incluir alimentos ricos en prebióticos y probióticos, como puede ser el kéfir, para modular la microbiota intestinal y, con ello, el sistema inmunitario y la inflamación de la piel.
- Restringir el consumo de azúcar, elemento muy proinflamatorio.

Para poner el punto final y conseguir de una vez una excelente microbiota intestinal, la situación ideal sería recurrir también a los probióticos en forma de complementos alimenticios, que nos van a ayudar a regular la flora bacteriana. De este modo conseguiremos que sea más equilibrada y saludable. La toma de probióticos también nos va a ayudar, por tanto, en el tratamiento de patologías cutáneas como la dermatitis atópica y la psoriasis. Y también van a ser capaces de controlar factores que a su vez producen alteración de la flora, como la ansiedad, el estrés, problemas intestinales (diarreas, inflamación, pesadez, etc.) o la toma de antibióticos, entre otros casos.

Una alimentación sana y equilibrada aportará los nutrientes, antioxidantes y aminoácidos que necesitamos para tener la microbiota equilibrada y, por consiguiente, una piel luminosa e hidratada.

Sin duda alguna, conforme aumente el conocimiento de nuestra microbiota y su papel en ciertas condiciones o enfermedades se abrirá la puerta a nuevos tratamientos basados en probióticos y prebióticos, mejorando así los tratamientos de los que disponemos actualmente.

6

LA ALIMENTACIÓN Y EL CABELLO

Cuántas veces le habré dicho de pequeña a mi madre: «Me encantaría tener el cabello largo, mamá», y cuántas respuestas fueron: «Pues tienes que comer más, Paula. Si no, no vas a tener nunca el cabello fuerte y largo». Y cuánta razón tenía en ese momento. Con el cabello empezó a cobrar sentido en mi cabeza la frase «Somos lo que comemos», ya que es una de nuestras primeras preocupaciones estéticas, mucho más que la piel. De ahí la cantidad de veces que hemos oído la frase «El cabello lo es todo».

Históricamente, el cabello ha sido objeto de culto y cuidado, siempre un símbolo de vitalidad y seducción en la sociedad.

A lo largo de este capítulo descubriremos por qué un cabello sano, brillante y fuerte es sinónimo de buena salud. El cabello es un reflejo de nuestro estado general y un elemento esencial que nos caracteriza.

Para poder entender la relación existente entre la alimentación y el cabello, es muy importante primero conocer qué elementos lo componen. El cabello está formado por proteínas, lípidos, oligoelementos, agua, pigmentos y otras sustancias, las cuales se distribuyen en la siguiente proporción:

- 70% de agua
- 27% de proteínas
- 2% de lípidos
- 1% de sales y otras sustancias (como aminoácidos)

La queratina es la proteína más abundante en el cabello y está compuesta por un aminoácido llamado cisteína, que forma los puentes disulfuro (una estructura química), y que por ello presenta un alto contenido en azufre. Tiene una función estructural y de protección que le da resistencia al cabello. Un dato curioso es que la queratina del cabello y de las uñas tiene mayor contenido en azufre que la de la piel, por lo que es más resistente.

El ciclo de vida del cabello tiene tres fases:

1. **Fase de crecimiento o anágena**; es la más larga y dura entre 2 y 7 años. En esta fase, el cabello crece aproximadamente 1 centímetro al mes. Alrededor del 85% del cabello se suele encontrar en esta fase.
2. **Fase de transición o catágena**; fase corta (2-3 semanas) en la que el cabello interrumpe su crecimiento. Menos del 10% del cabello se encuentra en esta fase.
3. **Fase de reposo o telógena**; fase que dura alrededor de 3 meses, en la que el cabello se caerá, al tocarlo, con el peine o por su propio peso.

En la última fase, cuando un cabello goza de buena salud, tras su caída el ciclo vuelve a empezar y, por tanto, volvemos de nuevo a la primera fase. Es por esto por lo que continuamente nuestro cabello se renueva. Y algo muy importante: no todo el cabello cae a la vez porque no todos los cabellos se encuentran en la misma fase.

Cuando tomamos complementos alimenticios para la caída capilar es muy importante tomarlos durante tres meses, y la explicación se encuentra en que ese tiempo corresponde a la fase de reposo o telógena. Si los tomamos durante un mes o dos, no conseguiremos resultados.

LA CAÍDA DEL CABELLO

La mayor preocupación de las personas respecto al cabello es su caída, dado que suele ser angustiosa, y puede afectar considerablemente a la calidad de vida.

La caída capilar se debe a múltiples motivos, entre los que se encuentran la genética, una mala alimentación, algunas enfermedades, algunos fármacos, factores emocionales (estrés), factores hormonales (embarazo), la edad, algunos peinados o un mal cepillado. Pero una de las causas que más se nos olvida, y que es algo de lo más normal y sano, es el propio ciclo de vida del cabello.

Hay algunas causas de la caída capilar que dependen de cada uno de nosotros y sobre los que está en nuestras manos actuar si queremos evitar esa caída capilar. Este es el caso de la alimentación, por lo que a lo largo del capítulo aprenderás a prevenirla.

Solemos hablar de la caída del cabello como algo genérico, como si solo hubiera un tipo de caída y todas fueran iguales, pero eso no es del todo correcto, ya que existen diversos tipos y muy dispares. A continuación te explico algunos de los más importantes, que seguro que te sonarán.

Se clasifican según si es cicatrizal (la caída es irreversible, es decir, permanente) o no cicatrizal (la caída es reversible). Las caídas no cicatrizales, que son las más comunes, se clasifican según la distribución de la pérdida del cabello: patrón (androgenética), focal (areata) o difusa (efluvio telógeno).

Alopecia androgenética

Es la causa de calvicie más frecuente tanto en hombres como en mujeres, conocida como «calvicie común», y se debe a factores hereditarios y hormonales que vuelven el cabello más fino y escaso de forma progresiva.

Dependiendo del sexo, este adelgazamiento del cabello tiene lugar en una zona u otra; en los hombres suele ser en la superficie superior de la cabeza, y en las mujeres, en la línea de implantación frontal.

Alopecia areata

Se conoce como la alopecia parcheada, por zonas o en círculos. Es un trastorno autoinmune que suele aparecer en la infancia, pero puede afectar a personas de cualquier edad o sexo, y se asocia al asma, la rinitis alérgica y la dermatitis atópica, así como a otros trastornos autoinmunes como la diabetes tipo i. Los pacientes pueden tener un único episodio o remisión y recurrencia.

Efluvio telógeno

Es la segunda alopecia más frecuente y se manifiesta como un exceso de caída capilar. Se produce cuando un gran número de cabellos entran en la fase telógena (última fase), y se caen entre tres y cinco meses después de un factor estresante fisiológico o emocional. Es la que tenemos cuando encontramos en la ducha o en el peine mechones de cabello. Entre los factores desencadenantes se encuentran: embarazo, malnutrición, anemia ferropénica, infecciones graves y trastornos endocrinos.

Suele resolverse en un plazo de dos a seis meses, aunque puede durar años si estamos sometidos, por ejemplo, a estrés laboral.

Al principio del libro te contaba cómo la alimentación me ayudó a encontrarme mejor conmigo misma y a mejorar mi calidad de vida en lo que se refiere a los brotes de dermatitis atópica. Durante varios años lo tuve todo bajo control cuidando mucho la alimentación y utilizando los productos dermocosméticos adecuados. Pero, una vez más, la vida me puso a prueba y me recordó lo importante que es cuidarnos a nosotros mismos.

Lo recuerdo perfectamente. Era un jueves por la noche de un mes de junio y mi pareja y yo íbamos paseando a Pepe, mi perro. De repente, mi pareja me dice: «Paula, qué raro te has hecho hoy el chongo, parece que tienes una calva». En ese mismo momento se detuvo todo. Dejé de andar, me paré y mi mente supo de inmediato que algo iba mal, así que le dije que me tomara una foto para poder ver a lo que se refería. Cuando abrí el cabello para poder tomar la foto, yo ya palpé lo que iba a ver en la pantalla: una gran calva circular en la parte derecha de la cabeza. El mundo se me vino encima. Ya no porque físicamente me asustara, sino porque dada mi formación sabía que algo no iba bien dentro de mí.

Esa misma noche viví lo que no está escrito mientras buscaba los mejores dermatólogos de urgencia para poder ir el día siguiente. Me asaltó un sentimiento de culpa, porque sabía que en los últimos meses me había descuidado un poco, no estaba comiendo muy bien y tenía más estrés de la cuenta. Como bien te he explicado antes, cuando se trata de caída capilar por el ciclo del cabello, hay que remontarnos unos pocos meses atrás para estudiar las diferentes causas de la caída capilar, y en mi mente estaba claro: varios meses atrás había fallecido mi abuela, me cambiaron de puesto de trabajo y abandoné por completo una alimentación equilibrada. Y tenía el resultado ante mis ojos.

Por supuesto, acudí al dermatólogo, me diagnosticó alopecia areata y seguí todas sus pautas e indicaciones, pero lo más importante: volví a centrarme en mí, a cuidarme y a recuperar mi rutina siguiendo una alimentación variada y equilibrada. En ese momento me empecé a formar en lo que aprenderás a lo largo de este capítulo: la relación entre la caída capilar y la alimentación. Me hice una lista con los diez mejores alimentos para que mi cabello creciera sano y fuerte y durante unos meses les di la máxima importancia en mis menús semanales. Por supuesto, el resultado fue un éxito, tanto que no solo me empezó a nacer cabello en las zonas de la calvicie, sino también en otras.

Una vez más, la vida me mandó una señal para recordarme lo importante que es cuidarse a uno mismo y llevar una dieta completa, variada y equilibrada.

NUTRICIÓN Y CABELLO

A ninguno de nosotros nos gusta un cabello quebradizo, con aspecto áspero o débil. Además, la caída capilar es uno de los problemas por los que más visitamos al dermatólogo y que más afecta nuestra calidad de vida, y todo esto puede estar causado por una falta de proteínas, vitaminas y minerales. Por eso, juntos vamos a aprender qué alimentos debemos consumir o evitar para lucir una cabellera con vitalidad, cuerpo y brillo.

Debemos tener mucho cuidado con algunas dietas restrictivas, dietas desequilibradas o alimentaciones inadecuadas, puesto que muchas pueden conducir a la alopecia. El cabello también necesita nutrirse, y no podemos olvidarnos de cuidarlo y alimentarlo.

Para lucir un cabello sano y fuerte debemos dar a nuestro cuerpo los alimentos necesarios con suficientes proteínas, vitaminas y minerales. Para ello, son necesarios una serie de nutrientes que tenemos que introducir en nuestro cuerpo con los alimentos, como es el caso de la biotina, el zinc, el hierro y las vitaminas A, B, C y E. Porque, por ejemplo, la carencia de proteínas o de hierro tienen como consecuencia un cabello débil y fino, y la falta de queratina retrasa el crecimiento del cabello y hace que el existente sea más débil.

Esto se debe a que el cabello está compuesto casi en su totalidad por proteínas (queratina), lo que implica que su consumo suficiente es básico para el crecimiento. Su deficiencia no solo puede retrasarlo, sino que también puede provocar la caída. Para tener siempre unos niveles adecuados de queratina, es necesario que nuestro organismo disponga de todos los elementos (aminoácidos) necesarios para su síntesis. Una forma de asegurar esa disponibilidad es aportar a través de la comida todos los nutrientes o precursores que intervienen en su producción, alimentos ricos en vitamina C, vitamina A y vitaminas del grupo B, así como con alto contenido en azufre, hierro o zinc. De esta manera podremos garantizar una producción de queratina suficiente y eliminar algunos de los factores que pueden determinar la pérdida de cabello.

Y esto no termina aquí: durante los últimos años se ha podido concluir que la deficiencia de hierro y biotina es común en personas con pérdida de cabello, en quienes es crucial la ingesta de vitaminas C y D, como sucede con la alopecia androgenética. Y lo mismo sucede en la alopecia areata, de la que se ha descubierto que los niveles bajos de vitamina D están asociados a una mayor caída capilar.

A continuación podremos ver con mayor profundidad cómo afecta la presencia o la deficiencia de las diferentes vitaminas y minerales en nuestro cabello. La principal fuente para el cabello es la alimentación, y, por ello, seguir una dieta lo más completa y equilibrada posible le resulta beneficioso.

Vitaminas

Las vitaminas del grupo B son las vitaminas más importantes para nuestro cabello. En especial, la biotina, el ácido pantoténico y el ácido fólico se encargan de asegurar la correcta producción de sebo, previenen la deshidratación capilar asegurando la oxigenación de los folículos pilosos, evitan la caída capilar y favorecen el crecimiento del cabello. Son vitaminas esenciales para mantener un cabello lleno de vida. Las vitaminas del grupo B las podemos encontrar en los huevos, los cereales integrales, el kéfir y los frutos secos.

La vitamina C es un poderoso antioxidante que nos ayuda a tener un cabello fuerte y evita que se parta o parezca deshidratado, aunque no solo lo revitaliza, sino que, además, ayuda a la correcta absorción del hierro, mineral necesario para un crecimiento adecuado del cabello y para evitar la caída capilar. Dicha vitamina también es necesaria para producir colágeno y puede ayudar a prevenir el envejecimiento capilar. El daño de los radicales libres puede bloquear el crecimiento y hacer que el cabello envejezca. La vitamina C la podemos encontrar en frutas como la sandía, la naranja, el kiwi y la piña. Hago un breve inciso: ¿sabías que el kiwi tiene más vitamina C que la naranja? El kiwi tiene 92 mg, mientras que la naranja, 53 mg.

La vitamina A es necesaria para la formación y el mantenimiento de las membranas del cuerpo, se encarga de mantener el cuero cabelludo sano, y estimula el crecimiento capilar y lo fortalece. Pero mucho cuidado: si consumimos demasiada vitamina A o la suplementamos en exceso, nos podría provocar caída del cabello. La vitamina A la podemos encontrar en algunos alimentos como la zanahoria, el mango, el melón, el brócoli y las espinacas.

La **vitamina D** estimula el crecimiento del cabello en los folículos capilares. Los niveles muy bajos de esta vitamina están relacionados con la alopecia. La vitamina D la podemos encontrar, por ejemplo, en la yema de huevo o en algunos quesos.

La **vitamina E** es un potente antioxidante que previene el estrés oxidativo, fortalece el cabello y potencia su crecimiento. La vitamina E la podemos encontrar en el maíz, las nueces y las almendras o en las espinacas y el brócoli.

Minerales

El zinc representa un papel muy importante en el crecimiento y la reparación del tejido capilar. Su déficit está directamente relacionado con la caída del cabello. Su presencia tiene como resultado un cabello con más vigor y volumen, por lo que es muy recomendable su consumo para cabello fino y sin brillo. El zinc lo podemos encontrar en muchos alimentos, como las ostras, las semillas de calabaza, el orégano, la albahaca o la avena.

El hierro ayuda a transportar el oxígeno a través de la sangre a todas las células, por lo que la deficiencia de dicho elemento es una de las principales causas de caída del cabello. No solo la evita, sino que también fortalece el cabello para evitar que se parta y aporta brillo. El hierro se encuentra en la carne y los mariscos, aunque cada día son más las opciones de alimentos que están fortificados con hierro, como es el caso de algunos panes.

El selenio proporciona elasticidad al cabello y ejerce una acción antioxidante, junto con la vitamina E, proporcionando protección contra la acción de los radicales libres y el deterioro que estos pueden ocasionar en la fibra capilar, y mejorando un cabello seco y quebradizo. Son ricos en selenio alimentos como el huevo, el ajo y los mariscos.

El azufre es clave en la producción de queratina y colágeno, que son esenciales para conseguir un cabello sano, brillante y fortalecido. Se encuentra presente en la col, el espárrago,
el poro, el ajo y la cebolla.

El magnesio está indicado para fortalecer aquellos cabellos más frágiles y se encuentra en frutas como el plátano y el
chabacano y en frutos secos como las nueces, las almendras y
la nuez de la India.

Ácidos grasos

No puedo acabar este apartado sin hacer referencia a algunos
ácidos esenciales para que el cabello luzca perfecto, que son
los ácidos grasos omega 3 y el ácido linolénico (GLA),
que evitan que se reseque el cabello y lo hace crecer fuerte,
sano y con brillo.

**TOP 10 DE ALIMENTOS PARA FORTALECER
EL CABELLO Y EVITAR LA CAÍDA**

- Huevo
- Aguacate
- Zanahoria
- Camote
- Mariscos y pescado azul
  (atún, sardinas, etc.)
- Lentejas
- Cereales integrales
- Frutos secos
  (nueces, almendras, etc.)
- Espinacas
- Kiwi

ALIMENTACIÓN Y CANAS

Las canas son cabellos que carecen de melanina. La melanina es el pigmento que da color tanto al cabello como a nuestra piel y se crea a partir de los melanocitos, unas células que se encuentran en la raíz del cabello y que, cuando dejan de producir melanina, hacen que el cabello se vuelva gris o blanco. La aparición de canas se debe a varias causas, como los factores de carácter hereditario, el estrés, una mala higiene, ciertas enfermedades o una mala alimentación.

Una vez más, la alimentación desempeña un papel muy importante al retrasar su aparición.

La deficiencia de algunos micronutrientes se ha relacionado con la pérdida de pigmentación del cabello y, por tanto, con un encanecimiento prematuro. Este es el caso de la deficiencia de zinc, hierro, cobre, vitamina D, folato, vitamina B12 y selenio, que hacen que el cabello envejezca más rápido.

También existe un encanecimiento prematuro del cabello en personas con malnutrición proteicoenergética y enfermedades de pérdida crónica de proteínas.

Por eso es muy importante cuidar la alimentación y así ayudar a nuestro cuerpo a retrasar la aparición de las canas. Para ello debemos comer alimentos con una gran fuente de hierro, que garantiza el aporte de oxígeno al bulbo y contribuye a la pigmentación; alimentos ricos en cobre, que contribuye a la síntesis de melanina y nos ayuda a mantener un buen color de cabello; alimentos ricos en zinc, calcio y vitaminas del grupo B (biotina), que nos ayudan a mantener el cabello joven y saludable durante más tiempo, y alimentos ricos en betacarotenos y del grupo de la vitamina A, que participan en la estimulación de melanina y, por ende, nos ayudan a evitar la decoloración prematura del cabello. A continuación te comparto un listado de alimentos que debemos consumir para retrasar la aparición de las canas.

TOP 10 DE ALIMENTOS QUE DEBEMOS CONSUMIR PARA RETRASAR LA APARICIÓN DE LAS CANAS

- Salmón
- Sardina
- Brócoli
- Lenteja
- Espinaca
- Zanahoria
- Huevo
- Nueces
- Plátano
- Levadura de cerveza

¿Existe algún tipo de relación entre la alimentación y la caspa? ¿Por qué se produce?

La caspa (*Pityriasis capitis*) se define como una descamación excesiva del cuero cabelludo acompañada de prurito leve, pero sin signos clínicos de inflamación. Aparece como consecuencia de un aumento de la velocidad de descamación de la epidermis y con ello se eleva el número de células muertas en el cuero cabelludo. En algunos casos se confunde con la dermatitis seborreica.

La dieta diaria y las situaciones de estrés y ansiedad son los principales causantes de que te aparezca caspa en el cabello.

Los **ácidos grasos omega 3** desempeñan un papel muy importante en esta patología, pues ayudan a reducir la inflamación, aliviando la irritación y el picor. Un déficit de omega 3 puede tener como consecuencia un cabello reseco y caspa.

El zinc nos ayuda a controlar la producción de grasa en el cuero cabelludo, y en la caspa es muy importante controlar esa grasa, tanto su exceso como su déficit. Por tanto, también nos va a ayudar a controlar la sequedad del cuero cabelludo. El selenio funciona como un antioxidante y nos ayuda a combatir la caspa.

Por último, la piel del cuero cabelludo debe regenerarse cada cierto tiempo y se necesita tener unos buenos niveles de colágeno, para los cuales es fundamental la vitamina C.

En la caspa hay que controlar mucho un factor: los azúcares. Esto se debe a que son sustancias con una alta acidez que, junto con sus propiedades inflamatorias, pueden provocar la producción de caspa en las personas que no la tengan o mayor cantidad de caspa en las personas que ya la tienen. Así pues, se recomienda reducir el consumo de azúcares, de carbohidratos simples, de grasas saturadas y trans y de ultraprocesados. Esto mejorará los niveles de insulina, lo que evitará sus picos y, por consiguiente, la aparición de la caspa. Aquellas personas con resistencia a la insulina suelen tener mayores probabilidades de tener caspa. También debemos evitar cualquier alimento inflamatorio, como es el caso del alcohol, pues irrita la piel y provoca picazón y descamación.

NUTRICIÓN Y UÑAS

De seguro muchos de ustedes han oído desde pequeños la frase: «Dime cómo tienes las uñas y te diré qué nutrientes necesitas». Cuántas veces cuando éramos pequeños nuestras madres nos dijeron: «Necesitas tomar más leche, te han salido manchas blancas en las uñas y eso nos dice que te falta calcio». Ya desde pequeños hemos crecido sabiendo que las uñas son un reflejo de carencias nutricionales; un reflejo de nuestra salud.

Por cierto, esta afirmación es un mito. Desde la Academia Española de Dermatología y Venereología (AEDV) afirman que los niveles de calcio en la uña son bajos. Además, también nos indican que el calcio no es el verdadero responsable de proporcionar a la uña la dureza ni está relacionado con la leuconiquia (manchas blancas en la uña). Pero en este capítulo sí aprenderemos un poco más sobre ellas y lo que necesitamos consumir para lucir unas uñas sanas y fuertes.

¿Qué indican nuestras uñas en cada una de estas situaciones?

- Unas uñas pálidas y sin color, con líneas verticales o con superficie irregular nos pueden indicar anemia o deficiencia de hierro y de vitaminas.
- Unas uñas que se mantienen sin apenas crecer y que se rompen con facilidad nos pueden indicar un déficit de zinc y yodo.
- Unas uñas quebradizas, secas y que se rompen con facilidad nos indican déficit de vitaminas A y C, ácido fólico y proteínas.
- Unas uñas muy finas y delgadas significan falta de proteínas.
- Unas uñas con líneas horizontales nos indican falta de vitaminas del grupo B (biotina).
- Unas uñas con manchas o líneas blancas pueden presentar una deficiencia de zinc o vitamina B6, pero también por un golpe, que suele ser la causa más probable.

Por tanto, para lucir unas uñas sanas y fuertes no nos podemos olvidar de algunos nutrientes que están involucrados en su formación y crecimiento. Debemos consumir alimentos ricos en yodo, zinc y vitaminas A y B, ya que nos ayudarán a que las uñas crezcan duras, con gran resistencia y rápido. También son beneficiosos los alimentos ricos en hierro, ya que es una de las deficiencias más comunes en las mujeres y se puede apreciar en las uñas, que se vuelven pálidas. Y, por supuesto, debemos consumir proteínas en nuestro día a día, dado que como las uñas están hechas de queratina, las proteínas son su principal materia prima. Para conseguir un brillo especial en la uña y que no se vean secas, es muy recomendable el consumo de alimentos ricos en ácidos grasos omega 3.

Si ahora, mientras lees estas líneas, te fijas en tus uñas y están débiles, quebradizas o decoloradas, pueden estar indicándote que algo no funciona bien. Nos pueden estar mandando una señal: que tenemos que cuidarnos un poco más.

TOP 10 DE ALIMENTOS QUE DEBEMOS CONSUMIR PARA TENER UNAS UÑAS FUERTES

- Huevo
- Nueces
- Cereales integrales
- Arándanos
- Salmón
- Semillas de calabaza
- Moluscos
- Aguacate
- Acelgas
- Arroz integral

Como bien hemos visto, el cabello y las **uñas** son verdaderos espejos de nuestro estado nutricional; un cabello sano y unas uñas fuertes son sinónimo de vitalidad y buena alimentación. A estas alturas, ya sabemos que nuestra alimentación nos influye directamente en la salud y en el cuerpo, por lo que debemos evitar cualquier carencia o déficit nutricional y, así, nuestra calidad de vida no se verá afectada, como sucede con la caída capilar.

No obstante, si cuentas con un cabello sano, pero lo notas con cierta pérdida de brillo y suavidad, ten en cuenta que los aceites vegetales de oliva, de girasol o de soya aportan flexibilidad y suavidad a las fibras capilares.

Es fundamental evitar el estrés y descansar todo lo posible para dar tiempo a que tu organismo recupere su equilibrio natural. Además, hacer algo de ejercicio ayuda a que el siste-

ma circulatorio funcione correctamente y a que la microcir-
culación de la zona del cuero cabelludo esté en plena forma y
todos los nutrientes que ingieres lleguen también al folículo
piloso. Si es necesario, recurre a los masajes capilares, que
sientan fenomenal para reactivar la circulación y oxigenar tu
cabello en profundidad.

Por último, no olvides beber agua, ya que se deben de
beber 2.5 litros al día. Es fundamental: un cabello hidratado y
nutrido es sinónimo de una melena llena de brillo y vitalidad.

7

ALIMENTACIÓN Y CELULITIS

De seguro que en alguna ocasión has sido testigo de la preocupación de una persona de tu entorno por la celulitis. Pero pese a que la celulitis es algo totalmente natural y habitual en la población, a menudo provoca incomodidad e impacta en la calidad de vida de las personas que la padecen. De hecho, es una de las primeras preocupaciones estéticas que tienen las jóvenes durante la pubertad.

Con referencia a todo lo que engloba la palabra celulitis, existe una gran desinformación, por lo que en este capítulo te ayudaré a romper algunos mitos sobre ella y aprenderemos a abordarla, empezando por entender qué es, qué la causa, los tipos de celulitis y cómo influye la alimentación en su aparición.

La celulitis, también conocida como síndrome de la piel de naranja, tiene apariencia de hoyuelos en la piel parecidos al requesón y es una alteración estética de la superficie cutánea, que se debe a una degeneración del tejido graso.

Durante muchos años se le ha quitado importancia, dado que solo se la ha considerado un problema estético, pero los últimos estudios nos indican que presentar celulitis trae consigo una mayor predisposición a padecer otras enfermedades.

¿Y eso a qué se debe? Vamos a comenzar por el principio. El tejido adiposo, que se conoce coloquialmente como grasa corporal, está formado por unas células llamadas adipocitos. La función principal de estos adipocitos en el cuerpo humano es almacenar y metabolizar ácidos grasos (grasa). Un mal funcionamiento de estos adipocitos no solo puede provocar cambios en la forma de la piel, como es el caso de la celulitis, sino que también puede afectar al metabolismo. Y por ello las personas que la presentan tienen una mayor predisposición a padecer enfermedades sistémicas.

La celulitis se manifiesta mediante trastornos topográficos e hinchazón del tejido subcutáneo, una superficie cutánea ondulada con nódulos, edema y fibrosis anormal. En las celulitis más avanzadas, los cambios en la piel, los nódulos y las diferentes lesiones van acompañados de dolor, sequedad y de un adelgazamiento de la piel.

Se localiza como grasa acumulada y genera pequeños montículos en partes bastante concretas del cuerpo, sobre todo en los muslos, las nalgas, el abdomen y las caderas, las zonas donde se deposita la mayor cantidad de tejido adiposo.

La causa de la celulitis es multifactorial, heterogénea y poco clara. En ella intervienen múltiples causas, aunque hay dos fundamentales que son los factores genéticos y los hormonales. También intervienen el género (hombre/mujer), los malos hábitos alimentarios, la edad, el estrés y la ansiedad, los trastornos circulatorios, los trastornos hormonales (por ejemplo, el exceso de estrógenos), el exceso de grasa corporal, el embarazo, el sedentarismo, el tabaquismo, algunos fármacos (corticoides, anticonceptivos, etc.) o la menopausia.

¿Por qué afecta más la celulitis a las mujeres que a los hombres?

Esta es una de las preguntas más comunes y tiene una respuesta muy sencilla.

Entre el 85 y el 98% de las mujeres la presentan en algún momento de su vida. En los hombres, los datos son mucho menores; de ahí que las mujeres se hagan otra de las preguntas más comunes: ¿qué pasa con los hombres? Y la respuesta también es muy sencilla.

En primer lugar, como hemos visto a lo largo del capítulo, la celulitis tiene mucha relación con la grasa corporal y las mujeres tenemos mayor porcentaje de grasa corporal que los hombres, sobre todo en las zonas localizadas, donde más aparece la celulitis.

En segundo lugar, las mujeres tenemos un tejido más blando y flexible que los hombres. Nosotras tenemos las fibras de colágeno en posición vertical, con las que se forman unas «bolsitas» donde los adipocitos crecen y se sienten más a gusto, mientras que en los hombres las fibras de colágeno están cruzadas, como si fuera una red de pescador, lo que les aporta una mayor resistencia.

Y en tercer lugar, la influencia hormonal. Las mujeres producimos estrógenos, y una cantidad excesiva de estrógenos puede provocar problemas cardiovasculares, como la hinchazón de los tejidos, haciendo presión sobre las pequeñas venas y arteriolas y, por tanto, provocando un flujo sanguíneo anómalo dentro de la piel y del tejido adiposo. Esto da como resultado la celulitis. Por tanto, la formación de celulitis se acelera durante la adolescencia, el embarazo o en mujeres en torno a la edad menopáusica.

Estos tres puntos son los que hacen que nueve de cada diez mujeres presenten celulitis y hacen que este género sea más propenso a sufrirla que los hombres.

TIPOS O GRADOS DE CELULITIS

La celulitis no aparece de golpe, sino de forma progresiva y en diferentes etapas. El inicio se manifiesta mediante una mala circulación y poca flexibilidad de la piel, así como dolor en la zona afectada y la aparición de varices, hasta la llegada de las lesiones sin presión, en las que la «piel de naranja» queda fija y visible y no requiere presión para que aparezca. Es por ello por lo que no todas las celulitis son iguales y nunca debemos comparar nuestra celulitis con la que presenten otras personas.

Los diferentes grados o etapas de celulitis son los siguientes:

Grado 1

Los cambios en la superficie de la piel son poco visibles. La piel de la zona afectada es lisa mientras se está de pie o recostado, pero las alteraciones de la superficie cutánea pueden verse con la contracción muscular o cuando se aprieta la piel con la mano. En este grado, si se actúa en las causas, podemos revertirla o estacionarla para no evolucionar a la siguiente fase.

Grado 2

Los cambios en la forma de la piel se empiezan a observar también estando de pie sin necesitar de la contracción muscular, pero sigue siendo lisa al estar tumbado. En esta fase, la reducción de la celulitis empieza a ser más difícil y requiere de más tiempo.

Grado 3

La superficie de la piel es desigual, tanto en la posición acostada como de pie.

Grado 4

La piel está llena de irregularidades y arrugas en todas las posiciones. Los grandes bultos son visibles a simple vista y aparece la sensación de dolor cuando el paciente presiona suavemente sobre ella.

¿La celulitis solo la sufren personas con sobrepeso y obesidad?

Aunque mucha gente crea que sí, empiezo dando una respuesta negativa a esta pregunta, dado que no es verdad que solo las personas que padecen sobrepeso y obesidad tengan celulitis, pero lo que sí es cierto es que tienen mayor probabilidad de desarrollarla. Como hemos visto con las causas, hay muchos más factores, no solo el peso la produce, por lo que las personas con un peso normal o delgadas tampoco se salvan de ella.

No cabe duda de que un estilo de vida inadecuado es un importante acelerador de la presencia de la celulitis, y de que debemos tener un peso adecuado para poder estar sanos por dentro y por fuera. Se tratará, así pues, de mejorar la composición corporal, aumentando la masa muscular y reduciendo el porcentaje de masa grasa. A lo largo del capítulo veremos cómo influye la alimentación en la celulitis.

¿SE PUEDE ELIMINAR LA CELULITIS AL CIEN POR CIENTO?

Se puede prevenir y reducir, pero quien diga que se puede eliminar al cien por ciento no tiene razón. Por eso, en mi opinión no debemos usar la palabra «eliminar» cuando hablamos de celulitis, ya que es un tejido alterado muy difícil de eliminar.

Lo más importante es actuar en su prevención desde edades muy tempranas con buenos hábitos para la salud, mejorando el estilo de vida, llevando una correcta alimentación, bebiendo el agua necesaria y evitando el sedentarismo.

Tanto para prevenirla como para reducirla, el ejercicio físico en la celulitis es un pilar fundamental, se recomienda casi a diario (150 min/semana de actividad moderada, 75 min/semana de actividad intensa), para ganar y fortalecer la masa muscular y reducir la masa grasa. Se recomiendan sobre todo los ejercicios de fuerza combinados con ejercicios aeróbicos en menor cantidad. Una de las actividades más recomendadas son los ejercicios de tonificación muscular. Como en todos los ámbitos, en el campo de la actividad física hay grandes profesionales cualificados que te podrán ayudar a personalizar tu rutina de ejercicio acorde con las necesidades de cada caso.

Como ya hemos podido ver, existen diferentes tipos de celulitis y es muy importante averiguar la causa que la está produciendo, porque no todas las celulitis se abordarán de la misma forma.

Respecto a los tratamientos para prevenirla y reducirla, hay multitud de innovaciones estéticas para tratarla, siempre realizadas y aconsejadas por un profesional cualificado, como es la liposucción, el drenaje linfático (presoterapia), la cirugía o la mesoterapia, la radiofrecuencia o la termoterapia, ultrasonidos y láser. También existen otros tratamientos, como el uso de cremas y geles anticelulíticos.

Muchas veces hacemos todo lo posible por eliminarla, al afectarnos por ser un problema estético, pues una vez que ya ha aparecido es muy difícil eliminarla, por lo que la prevención es lo más importante. Como hemos visto, hay muchas causas y factores que intervienen en la celulitis, pero no cabe duda de que un estilo de vida inadecuado y, sobre todo, una mala alimentación son unos de los principales motivos que

aceleran su aparición. Para prevenirla y reducirla son fundamentales tres pilares: una alimentación sana, una buena hidratación y ejercicio físico.

Como farmacéutica y nutricionista creo que el éxito para
prevenir y tratar la celulitis se encuentra en la combinación de
todos (cremas anticelulíticas, masajes anticelulíticos y tratamientos estéticos) y, como base principal, una buena alimentación y ejercicio físico. Pero estas técnicas no garantizan al
cien por ciento un resultado efectivo y no evitan que, si no se
lleva una vida sana y equilibrada, pueda volver a aparecer.

Otros consejos que te doy en relación con su prevención
es no usar zapatos de tacón con frecuencia, evitar llevar ropa
apretada e intentar no estar mucho rato en la misma posición;
sobre todo a la hora de trabajar, si estás muchas horas sentado,
intenta levantarte cada cierto tiempo y realizar a diario masajes
en la zona mediante movimientos circulares ascendentes. Y lo
más importante: no te obsesiones. Es algo natural que les sucede a todas las mujeres de tu alrededor, y a algún que otro
hombre también.

NUTRICIÓN Y CELULITIS

La alimentación y la celulitis guardan una relación muy direc-
ta. Una de las causas de la celulitis son los problemas vasculares
y los aumentos y las bajadas de peso repentinos, en los que
podemos apreciar la importancia de la alimentación para prevenir y disminuirla.

Una alimentación sana y equilibrada acorde con las necesidades de cada uno nos ayudará a evitar la aparición de inflamación y la acumulación de grasas, y como consecuencia
nos ayudará a prevenir y reducir la celulitis. Así, te recomiendo que optes por alimentos naturales, frescos y de temporada
y lleves una dieta saludable y variada, rica en fibra, verduras y

frutas, con legumbres y cereales integrales, con proteínas de buena calidad (de origen animal o vegetal) y grasas saludables (aceite de oliva extra virgen); una alimentación sin excesos de grasas saturadas, trans y azúcares. Debemos olvidarnos de las dietas milagrosas contra la celulitis que nos indican que la eliminan por completo y apostar por dietas adecuadas, que nos permiten reducir el exceso de grasa y, con ello, la celulitis. Un ejemplo de una dieta sana, variada y equilibrada es la dieta mediterránea.

Para prevenir y reducir la celulitis, debemos procurar evitar los siguientes alimentos:

1. **La sal en las comidas.** Los alimentos procesados, las conservas, las comidas preparadas, los embutidos y los enlatados son ricos en sal, ya que la utilizan como conservante, por lo que debemos evitarlos. Son alimentos que van a contribuir a la retención de líquidos y van a dar lugar a la aparición o al empeoramiento de la celulitis.

2. **Las grasas saturadas y trans.** Se encuentran en *snacks* o en algunas frituras, así como en los productos elaborados con un alto contenido de grasa animal y, sobre todo, vegetal (mantequillas).

3. **Los azúcares y las harinas refinadas.** Son alimentos muy inflamatorios. Se pueden sustituir por sus versiones integrales, dado que de este modo estaremos reduciendo la ingesta calórica y aumentando la ingesta de fibra. El azúcar daña las fibras de colágeno, y provoca que la piel pierda firmeza. Las dietas ricas en carbohidratos de rápida disponibilidad producen una tendencia al depósito de grasa que puede provocar la aparición de celulitis en las personas más propensas. Debemos evitar, por tanto, el consumo de panes y galletas procesadas, chocolates, golosinas y cualquier tipo de alimento similar.

4. **Las bebidas hidrocarbonadas o con cafeína.** Provocan retención de líquidos e interfieren en la oxigenación de los tejidos, lo que acelera el proceso celulítico. También el consumo de alcohol, que estimula la lipogénesis y causa deshidratación corporal, lo que provoca un almacenamiento excesivo e inadecuado de grasa.

5. **Las carnes rojas o de cerdo.** Poseen un gran contenido en grasas saturadas. A su vez, estas pueden ser sustituidas por pavo o pollo, alimentos mucho más saludables que reflejaran un mayor beneficio en el cuerpo humano.

Del mismo modo, debemos procurar potenciar estos alimentos:

1. **Los cereales integrales.** Son nuestra fuente principal de hidratos de carbono y una fuente de energía rica en vitaminas del grupo B, fibra, magnesio y potasio.

2. **Los alimentos ricos en hierro.** Es importante que aporten proteínas completas (con todos los aminoácidos esenciales) y que sean fuentes de proteína de buena calidad, tanto de origen vegetal como animal (pescados, huevos, etc.). Son beneficiosos para evitar y reducir la celulitis gracias a su función estructural.

3. **Las frutas y las verduras.** Nos aportan gran cantidad de agua y fibra, muy importantes para prevenir la retención de líquidos, y así reducir la celulitis. También nos proporcionan vitaminas y minerales, sobre todo aquellas que contienen antioxidantes naturales, los cuales participan en la regeneración de la piel.

4. **El pescado.** Consumirlo entre dos y tres veces por semana, preferiblemente azul por su alto contenido en ácidos grasos omega 3, con acción antiinflamatoria, inmunomoduladora y favorecedora de la circulación sanguínea.

5. **Los alimentos ricos en vitamina C.** Esta es antioxidante por excelencia, necesaria para la reparación de los tejidos y la formación de colágeno.

6. **Los alimentos que contengan licopeno** (caroteno que se encuentra en los jitomates y otras frutas y verduras de color rojo). Activa la producción de colágeno y nos ayuda a mejorar la circulación sanguínea, además de ser un buen antioxidante y diurético. Y también alimentos ricos en ácido linoleico conjugado, que reduce la adiposidad y aumenta la masa magra.

7. **Los alimentos ricos en agua, bajos en sodio por naturaleza y con alto contenido en potasio.** Son alimentos con propiedades diuréticas, que nos van a ayudar a eliminar la retención de líquidos y nos ayudarán a tener una buena circulación sanguínea. No solo nos tiene que importar realizar una ingesta de alimentos ricos en agua, sino que también debemos aumentar la ingesta de agua por método directo.

LA IMPORTANCIA DE LA HIDRATACIÓN EN LA CELULITIS

El agua tiene un papel fundamental en la celulitis, ya que es un componente esencial de nuestro organismo que regula multitud de funciones. Todos los tejidos y los órganos dependen del agua para llevar un correcto funcionamiento, por lo que va a tener una misión muy importante en la piel.

Si el agua es fundamental para la celulitis, en las celulitis causadas por retención de líquidos cobra un papel aún mayor, puesto que nos va a ayudar a forzar la diuresis y así disminuir esa retención de líquidos.

Lo recomendado es tomar un mínimo de 2.5 litros de agua al día, algo que casi nunca cumplimos. El agua la debemos consumir sola, aunque también nos podemos ayudar a completar la ingesta con alimentos ricos en agua, como las frutas y las verduras, las sopas, los caldos o las infusiones. Te recomiendo las siguientes infusiones para potenciar la eliminación de líquidos: infusiones de cola de caballo y de diente de león.

**TOP 10 DE ALIMENTOS PARA PREVENIR
O MEJORAR LA CELULITIS**

- Alcachofas
- Espárragos
- Jengibre
- Cúrcuma
- Macarela
- Frutos secos
  (almendras o nueces)

- Piña
- Fresas
- Ajo
- Jitomate

**TOP 10 DE ALIMENTOS QUE DEBEMOS EVITAR
PARA FRENAR LA APARICIÓN DE CELULITIS**

- Sal
- Cafeína
- Alcohol
- Harinas refinadas
- Azúcar

- Carne roja
- Bebidas azucaradas
- Embutidos
- Pan
- Fritos

8

NUTRICOSMÉTICA

La nutricosmética es la combinación entre alimentación y cuidado personal. Los productos de nutricosmética son de origen natural y nos ayudan a realzar la belleza y cuidar nuestro aspecto gracias a sus activos.

Podríamos definir los nutricosméticos como aquellos productos alimenticios que, administrados como complemento de una dieta saludable, poseen determinadas propiedades nutricionales o fisiológicas que afectan favorablemente al aspecto del cabello, las uñas y la piel, protegiéndolos o manteniéndolos en buen estado.

La principal diferencia entre los productos nutricosméticos y los cosméticos está en que, mientras que los primeros se ingieren, los segundos están destinados exclusivamente a aplicarse en las partes externas del cuerpo, dientes y mucosas bucales. Los nutricosméticos actúan desde el interior de nuestro organismo, buscando siempre la belleza desde el interior.

Además, se puede presentar en forma de pastillas, píldoras, cápsulas o ampolletas, entre otros formatos. Entre las sustancias que más se utilizan predominan el ácido hialurónico, el colágeno, la coenzima Q10, minerales, antioxidantes, proteínas y ácidos grasos omega 3. A lo largo de este capítulo nos adentraremos en cada uno de ellos.

Las aportaciones de la nutricosmética a nuestro organismo dependerán, en gran medida, del producto que elijamos tomar. Por eso, antes de empezar a tomarlos, como farmacéutica y nutricionista siempre recomiendo tener claro el objetivo que quieres conseguir. Eso te ayudará a que el especialista te recomiende mejor y, sobre todo, al tener tu objetivo claro y presente, a completar el tratamiento de inicio a fin. Uno de los grandes problemas que rodean a los nutricosméticos es que la población no termina adecuadamente su pauta. Por ejemplo, los nutricosméticos destinados a fortalecer el cabello se suelen tener que tomar durante tres meses para conseguir unos resultados visibles; si solo los tomas durante un mes, no obtendrás beneficio alguno. En el mundo de los nutricosméticos es muy importante la constancia.

Este sector cada vez es más grande y puede ayudarnos a cuidar nuestra piel, combatir arrugas y frenar la flacidez, aportar energía a la piel, prevenir el daño solar, regular la pigmentación, reforzar el cabello para evitar su caída, endurecer las uñas y ayudarnos con la retención de líquidos y la celulitis.

Hoy en día, los nutricosméticos más vendidos son aquellos complementos que nos ayudan a frenar la caída del cabello, la fotoprotección oral y los antioxidantes.

CUÁNDO ES NECESARIA LA NUTRICOSMÉTICA

Como hemos visto a lo largo del libro, «Somos lo que comemos»; el estado nutricional de una persona se refleja en el aspecto de su piel, cabello y uñas, y por tanto, un aporte deficitario en vitaminas, minerales, aminoácidos, ácidos grasos esenciales y otras sustancias repercuten negativamente en el organismo.

Ojalá pudiera decir que no es necesario un nutricosmético llevando una alimentación sana, pero esa no es la realidad. Yo misma soy nutricionista e intento llevar una alimentación lo más sana y equilibrada posible, pero con el actual estilo de vida y ritmo de comidas y el estrés que llevamos me resulta imposible llegar al aporte suficiente de los ingredientes cada día. Por este motivo hay muchos meses que necesito complementar la dieta con un aporte extra de algunos nutrientes.

Por eso es muy importante escuchar nuestro cuerpo, nunca perderlo de vista, estudiarlo. Por ejemplo, es otoño y sé que vienen unos meses en los que no voy a comer todos los días en casa y va a ser una época de mucho estrés, por lo que considero que, para evitar la caída capilar, debo complementar mi alimentación equilibrada y saludable con un complemento alimenticio que me ayude a frenar la caída. ¡Es muy importante siempre ser previsores! Una frase que decía mucho mi madre es que «Es mejor el remedio que la enfermedad».

Eso no quiere decir que estemos todo el año tomando complementos alimenticios; hay que tomarlos cuando sean necesarios y siempre es mejor preguntar y dejarse asesorar por un especialista.

A continuación expongo los nutrientes más utilizados en la nutricosmética:

- **Zinc:** creo que ha aparecido como beneficioso en todos los capítulos de este libro, pues es de los más importantes. Su déficit está relacionado con uñas quebradizas, fragilidad capilar, pérdida de brillo y alopecia, hipersecreción sebácea, etc. Es necesario para la síntesis de queratina, que forma parte de las capas más externas de la epidermis, el cabello, las uñas y la retina. Su combinación con la vitamina B6 en una misma fórmula es la sinergia perfecta para el tratamiento de la caspa y la caída del cabello.
- **Selenio:** ayuda a prevenir el daño celular y retrasa el envejecimiento cutáneo. Actúa en sinergia con la vitamina E, por eso es muy importante que vayan juntas en la misma fórmula.
- **Cobre:** está presente en todos los tejidos del organismo y es fundamental para la síntesis de melanina. Su déficit se manifiesta con despigmentación de piel y cabello.

- **Calcio:** es el mineral más abundante en el cuerpo humano y el responsable de la formación y el mantenimiento de huesos y dientes.

- **Vitamina D:** su déficit está involucrado en casi todas las afecciones de la piel.

- **Vitamina A:** es un ingrediente común en productos antienvejecimiento y ayuda a mejorar la textura de la piel, reducir las arrugas y aumentar la producción de colágeno.

- **Carotenoides:** son una familia de moléculas derivadas de la vitamina A con una potente acción antioxidante y preventiva del daño celular.

- **Licopeno:** también es un derivado de la vitamina A y presenta una acción regeneradora, ya que estimula la diferenciación de los queratinocitos, dando lugar a una epidermis mejor estructurada.

- **Betacaroteno:** es uno de los precursores más importantes del retinol, forma activa de la vitamina A. Es importante para la epitelización y la síntesis de glucoproteínas y proteoglicanos.

- **Vitamina E:** es una vitamina liposoluble que ayuda a retrasar el envejecimiento cutáneo por su efecto antioxidante y a la que se le atribuyen propiedades anticancerígenas.

- **Vitamina C:** es un potente antioxidante que ayuda a proteger la piel de los daños causados por los rayos uv y los radicales libres, además de reducir las arrugas y las manchas de la piel. Es un cofactor enzimático en la síntesis de colágeno. Se ha demostrado que la toma conjunta de las vitamina A, E y C tiene un efecto antioxidante más potente, crean sinergia.

- **Coenzima Q10:** forma parte del complejo sistema de antioxidantes de la piel. Con la edad, la generación de esta coenzima puede verse disminuida, siendo necesaria una suplementación.

- **Levadura de cerveza:** Sus componentes principales son proteínas, ricas en aminoácidos esenciales, vitaminas del grupo B, sales minerales y oligoelementos. Es un activo útil frente a la fragilidad capilar y ungueal gracias a su actividad trófica (estimulante del crecimiento).

- **Silicio orgánico:** está presente en numerosas partes del organismo, en especial en las uñas, el cabello y el tejido conectivo. Se utiliza en numerosos tratamientos de belleza para ayudar a restaurar la piel arrugada y flácida, fortalecer las uñas o dar vitalidad al cabello.

- **Ácido hialurónico:** se encuentra en grandes cantidades en la piel, sobre todo en la dermis. Esta molécula tiene una elevada capacidad higroscópica que aporta firmeza e hidratación en el tejido de sostén. Su calidad y cantidad se ven afectadas tras el paso de los años y diversos factores ambientales. Se utiliza como complemento oral para pieles deshidratadas y maduras.

- **Ácidos grasos poliinsaturados:** aportan una gran flexibilidad y protección frente a agentes externos, ya que forman parte de la estructura de las membranas celulares. Poseen acción antiinflamatoria.

- **Azufre:** es necesario para la formación del colágeno y la queratina. Además posee propiedades de acción antiseborreica, por lo que está especialmente indicado en patologías como el acné o la dermatitis seborreica.

EL COLÁGENO

El colágeno es la proteína más abundante en el cuerpo (representa un 25% de la proteína corporal total en adultos). Lo podemos encontrar en los tendones, los huesos, los músculos, la piel y el cartílago, entre otros, y aporta tanto elasticidad como sostén. Existen hasta veintiocho tipos de colágeno distintos, aunque los más abundantes son los de los tipos I y III.

Esta proteína la podemos sintetizar endógenamente, obtener de la dieta (pollo, pescado, etc.) o mediante complementos alimenticios.

A partir de los 25-30 años, nuestras células comienzan a disminuir la síntesis de colágeno y vamos perdiendo alrededor del 1% cada año; aunque también se produce una disminución cuando realizamos ejercicios intensos o actividades que lo desgasten en exceso, o incluso cuando hay sobrepeso. Cuando la pérdida del colágeno es visible, se puede manifestar con molestias y dolor articular, pérdida de masa ósea y arrugas.

Yo recomendaría empezar a tomar colágeno cuando nuestro cuerpo deja de sintetizarlo, a partir de los 25-30 años. Lo aconsejaría sin ninguna duda a deportistas, personas con sobrepeso y también a aquellos que han sufrido lesiones o fracturas, ya que, en todas estas situaciones, la formación endógena de colágeno es insuficiente para compensar su pérdida.

La **dosis recomendada** es de **10 g al día**, y lo ideal es que se tome al menos durante tres meses. Y ya lo sabes: mejor hidrolizado para que sea biodisponible, es decir, que esté fragmentado en trozos más pequeños y sea fácilmente absorbido, digerido y distribuido por el cuerpo.

No todos los colágenos son igual de efectivos, y por eso debemos saber elegirlo a la perfección, ya que no todo vale y debemos actuar con conocimiento. A continuación te dejo unas pautas para elegir el mejor colágeno:

1. Debemos elegir el que tiene una mayor absorción: el colágeno hidrolizado en polvo tiene un peso molecular bajo, por lo que es fácil de digerir y distribuir por el cuerpo para que pueda llegar adonde más se necesita.
2. Debe cumplir la dosis diaria recomendada, y siempre mejor que la pueda cumplir en una sola dosis. La dosis diaria recomendada es de unos 10 g, por lo que es importante que se pueda tomar solo una vez al día. Hay muchos colágenos cuya pauta a lo largo del día es menor de 10 gramos, por lo que no son suficientes y no surten efecto.
3. Que sea bebible o en polvo. Beber colágeno es la mejor manera de obtener resultados, ya que permite una máxima absorción y una óptima cantidad. Esto se debe a que el tamaño de los péptidos de colágeno es más pequeño, lo que facilita su uso por el organismo.
4. Que sea siempre de origen marino: el **colágeno proveniente de especies marinas** es mucho más eficaz que el

bovino, porcino o vegetal, ya que presenta el aminograma más parecido al humano. Esto lo convierte en el más recomendado para luchar contra el envejecimiento de los huesos, los tendones, los cartílagos y la piel. A la hora de elegir un buen colágeno marino, este debería contener una **composición de aminoácidos que favorezca una asimilación rápida**; que el colágeno marino elegido tenga una **biodisponibilidad alta significa que la mayor parte de colágeno que se ingiere es utilizada por el cuerpo humano**.

5. Es muy recomendable que la fórmula tenga sinergias con otros elementos. Por ejemplo, si la composición del colágeno que compramos tiene también ácido hialurónico y vitamina C, vamos a obtener un mayor efecto y conseguiremos también una acción antioxidante y regeneradora.

6. Es muy importante que tenga un sabor agradable y que nos guste, ya que así mejoraremos la adherencia a él y podremos cumplir su pauta por completo. En mi caso siempre busco sabores neutros, ya que no me gustan los dulces como el de piña, pero esto es a gusto del consumidor.

7. Por supuesto, intenta buscar uno sin azúcares y sin gluten.

LOS PROBIÓTICOS

El mundo de los probióticos ha llegado para quedarse, y cada vez conocemos mucha más información sobre ellos. Existe una amplia oferta de productos en constante crecimiento: probióticos, prebióticos e incluso postbióticos.

¿Conoces qué es cada uno? ¿Y sus diferencias? La mayoría de las veces escuchamos muchos términos que ya asociamos como familiares, pero la verdad es que no nos hemos parado a pensar qué son. A continuación, te los explico:

- **Probióticos:** son pequeños microorganismos vivos, incluidas bacterias y levaduras, beneficiosos para el huésped. En la piel tienen el beneficio de reforzar la barrera protectora, combatir las bacterias dañinas y controlar la inflamación.
- **Prebióticos:** son un tipo de fibra que el cuerpo humano no puede digerir. Sirven como alimento para los probióticos. Presentan numerosos beneficios para la piel: la nutren para que proliferen las bacterias buenas y no tengan comida las bacterias malas, y aumentan la diversidad bacteriana, crucial en nuestro organismo.
- **Postbióticos:** productos de desecho bacterianos que refuerzan la barrera protectora de la piel, entre ellos, encimas, ácidos y péptidos. En la piel nos ayudan a combatir las reacciones alérgicas, la dermatitis, el eczema, el acné y facilitan la proliferación de las bacterias beneficiosas.

Los géneros más utilizados hoy en día pertenecen a las bacterias ácido-lácticas (BAL), como los *Lactobacillus*, *Bifidobacterium* y *Streptococcus*, pero otras levaduras como *Saccharomyces cerevisiae* también se utilizan como probióticos.

Es muy importante elegir las cepas correctas dependiendo del objetivo que queramos conseguir o mejorar. Por ejemplo, si tengo una piel con rosácea, no todos los probióticos serán los correctos, por eso es muy importante siempre preguntar a un especialista. En el caso de la rosácea iría bien tomar *Bifidobacterium lactis* y *Lactobacillus paracasei*, puesto que proporcionan una ayuda antiinflamatoria contra esta afección y la piel sensible.

Hay que decir que la biodisponibilidad es imprescindible para que los nutrientes realicen su acción. Al respecto, estos deben superar concentraciones umbral para poder acumularse en las células de la piel.

Una alimentación adecuada es uno de los pilares fundamentales en los que se basan la salud y la prevención de la enfermedad; así, los desequilibrios y los déficits nutricionales pueden manifestarse, entre otras cosas, como alteraciones de la piel y el cabello.

Como ya he explicado a lo largo del libro, para evitar esas alteraciones de la piel, el cabello y las uñas muchas veces es tremendamente importante la prevención.

Yo misma soy consumidora de nutricosmética; lo que más consumo es el colágeno marino y cápsulas para fortalecer el cabello y evitar la caída.

Y, por último, y lo más importante, ten en mente que un tratamiento de nutricosmética debe realizarse siempre bajo el asesoramiento de un profesional en esta materia.

9

MI TOP DE ALIMENTOS FARMANUTRIS

ste es mi gran tesoro nutricional, esos treinta alimentos
que me inculcó comer mi madre desde pequeña, esos
treinta alimentos que nunca han faltado en mi casa, los
treinta alimentos que ella siempre tenía marcados en su libro
como los más beneficiosos; y he querido compartirlo conti-
go para que cuando vayas a hacer las compras siempre llenen
tu carrito, que siempre les des prioridad y que nunca falten
en tu despensa. Con ellos se pueden hacer todo tipo de menús saludables y recetas increíbles.

1. AJO

Es un ingrediente que nunca debe faltar en la cocina. Antibiótico, antioxidante y eliminador de radicales libres. Es
considerado un alimento muy nutritivo y con muy pocas
calorías. Es rico en compuestos de azufre, su principal fuente de beneficios para la salud, así como una muy buena
fuente de vitamina C, potasio, calcio y selenio y aporta importantes cantidades de cobre, fósforo y hierro.
   Sus propiedades y beneficios son:

- Fortalece el sistema inmunológico: es un potente antisép-
  tico, antibiótico y antifúngico, por lo que es el mejor alia-
  do contra las infecciones, perfecto para mantener nuestras
  defensas a raya.

- Su gran poder antioxidante ayuda a los tejidos a regenerarse, así como a retrasar el envejecimiento de la piel.
- Protector cardiovascular y potente vasodilatador: nos ayuda a mantener una buena circulación.
- Combate el colesterol: nos ayuda a reducir los niveles de colesterol y la presión arterial.
- Nos ayuda a abrir el apetito y estimula las mucosas gastrointestinales, provocando un aumento de las secreciones digestivas y de la bilis.
- Gran poder depurativo que ayuda a eliminar las toxinas y regenerar la flora intestinal.

2. MANZANA

Es una de las frutas más completas que existen y una de las más consumidas en el mundo. El 85% de su composición es agua, con lo cual es fantástica para mantenerse hidratado. Es rica en flavonoides y vitamina C, posee un alto contenido en pectinas, una de las fibras solubles más sanas, y es una gran fuente de potasio.

Sus propiedades y beneficios son:

- Hidrata.
- Protege el sistema cardiovascular, inhibe la oxidación del colesterol LDL y favorece la disminución del colesterol total y la protección del endotelio.
- Tiene una acción antioxidante.
- Regula el tránsito intestinal, y ayuda a prevenir y aliviar el estreñimiento.
- Presenta capacidad astringente y antiinflamatoria.
- Controla la presión arterial y reduce el riesgo de problemas cardíacos.
- Nos ayuda a mejorar la irritabilidad y el cansancio gracias a su contenido en potasio.

- Ayuda a controlar el peso corporal, regula los niveles de azúcar en sangre, tiene un efecto saciante y posee propiedades diuréticas y depurativas.
- Protege los dientes y mejora la salud dental; masticar las manzanas enteras estimula la secreción de saliva, lo que reduce las bacterias que causan caries dental.
- Tiene efectos anticancerígenos.
- Potencia la memoria y protege el cerebro.

Yo sí soy de las que creen firmemente que, como reza el dicho en inglés: *«An apple a day keeps the doctor away»*.

3. ALMENDRAS

A pesar de su pequeño tamaño, las almendras son grandes aliadas para la salud y uno de los *snacks* más saludables. Presentan un alto contenido en grasas monoinsaturadas y son una fuente de proteínas vegetales. Su valor calórico es bastante elevado debido a su alto aporte graso y a la escasa cantidad de agua que presentan. El contenido en fibra hace que la almendra destaque sobre el resto de los frutos secos. Por lo que se refiere a los minerales, es fuente de calcio, hierro, zinc, potasio, magnesio y fósforo. En cuanto a las vitaminas, la almendra es fuente de vitamina E, riboflavina, tiamina, niacina y folatos.

Sus propiedades y beneficios son:

- Son saciantes y mantienen constantes los niveles de azúcar.
- Ayudan a fortalecer el cabello y la piel.
- Tienen un poder antioxidante.
- Mejoran la salud del corazón, disminuyen el colesterol LDL (malo) y favorecen el colesterol HDL (bueno), que tiene una función muy destacada para prevenir los accidentes cardiovasculares.

- Potencian el rendimiento intelectual y alimentan el cerebro.
- Refuerzan el sistema inmune.
- Benefician el sistema circulatorio.
- Nos ayudan a combatir la ansiedad y la irritabilidad; favorecen un buen descanso y evitan el insomnio.
- Previenen la osteoporosis.
- Son estimulantes de la leche materna.

4. KIWI

En mi opinión, la fruta más completa nutricionalmente: el alto contenido de vitamina C del kiwi es el factor principal de su gran riqueza. Contiene dieciséis vitaminas y minerales esenciales: fibra, calcio, hierro, magnesio, potasio, zinc, vitamina C, tianina (vitamina B1), riboflavina (vitamina B2), niacina, ácido pantoténico, piridoxina (vitamina B6), ácido fólico, vitamina B12, vitamina A y vitamina E.

Sus propiedades y beneficios son:

- Es diurético, sirve para adelgazar y no retiene líquidos.
- Ayuda a controlar la presión arterial.
- Es un protector de las arterias y los capilares sanguíneos, y ayuda a mejorar la circulación de la sangre.
- Ayuda a combatir el colesterol malo.
- Tiene un gran poder antioxidante.
- Ayuda a mantener las defensas del cuerpo altas.
- Favorece el tránsito intestinal.
- Desempeña un papel muy importante en enfermedades cardíacas, diabetes y obesidad.
- Previene la anemia.
- Colabora en el buen funcionamiento del sistema nervioso y reduce el estrés y los nervios.

- Ofrece grandes beneficios para la piel y promueve, además, la regeneración celular, por lo que es ideal para combatir el acné, las cicatrices, las arrugas o las manchas en el rostro.

5. FRAMBUESAS

Figuran entre las frutas más saludables y nutritivas, y destacan por su alto contenido en fibra. Tienen ácido fólico, magnesio, hierro y fósforo, y destacan también por su alto contenido en fibra. Están repletas de vitamina C, potasio, fibra y antioxidantes, con un bajo contenido en calorías y azúcares.

Sus propiedades y beneficios son:

- Tienen una potente acción antioxidante.
- Reducen el colesterol malo.
- Previenen el envejecimiento celular.
- Fortalecen el sistema inmunitario.
- Pueden ser beneficiosas en enfermedades degenerativas, como las cataratas, el glaucoma o la pérdida de visión.
- Previenen enfermedades cardiovasculares.
- Aumentan la capacidad de absorción de hierro.
- Son un alimento muy beneficioso durante el embarazo gracias a su contenido en ácido fólico.
- Ayudan a mantener en buen estado las uñas, el cabello y la piel.
- Ayudan a regular la presión arterial.
- Favorecen el tránsito intestinal gracias a su aporte en fibra.
- Mantienen en buen estado el sistema nervioso y los músculos.

6. UVAS

Desde tiempos ancestrales, la uva se ha conocido y apreciado como uno de los alimentos más completos y aconsejables en todas las etapas de la vida. Son una gran fuente de antioxidantes. Además, son una fruta *detox* que ayuda a nuestro organismo a limpiarse y depurarse.

La uva contiene fundamentalmente agua (80%) e hidratos de carbono (17%) fácilmente asimilables, como glucosa, fructosa, sacarosa, dextrosa y levulosa, por lo que es una buena fuente de energía. Contiene fibra y es una interesante fuente de vitaminas del grupo B, especialmente de la B6. También aporta betacarotenos. En minerales destaca por su contenido en potasio, magnesio, calcio, azufre, hierro y también por pequeñas cantidades de cobre, manganeso y selenio.

Resalta por su composición en resveratrol, flavonoides, taninos y antocianos.

Sus propiedades y beneficios son:

- Tienen acción anticoagulante, mejoran el perfil del colesterol en sangre.
- Tienen acción antivírica y antimicótica.
- Son un excelente laxante que ayuda a combatir el estreñimiento, además de equilibrar la flora intestinal debido a su contenido en fibra.
- Protegen del cáncer gracias a la presencia de resveratrol.
- Refuerzan las defensas de nuestro organismo por su contenido en sustancias antioxidantes (resveratrol, flavonoides, antocianos y taninos).
- Retardan el envejecimiento con la presencia de antioxidantes.
- Son muy depurativas debido a su alto contenido en agua y fibra.
- Mejoran el estado de ánimo y ayudan a reponerse del cansancio y el agotamiento.

- Previenen de las enfermedades cardiovasculares porque cuentan con flavonoides y resveratrol.

7. AGUACATE

Posee un alto contenido en grasas, pero en su gran mayoría son monoinsaturadas.

Tiene vitaminas C, E y B6, folato, hierro, magnesio, potasio, y antioxidantes como el betasitosterol y luteína.

Sus propiedades y beneficios son:

- Es una fuente de energía.
- Refuerza el sistema inmunitario y previene infecciones.
- Favorece el sistema neurológico.
- Gracias a su contenido en fibra, no solo nos ayuda a perder peso, sino a reducir el azúcar en sangre.
- Evita el estreñimiento.
- Previene las cataratas oculares y la degeneración macular gracias a su contenido en luteína.
- Reduce el colesterol y es antiinflamatorio.
- Es cardioprotector, reduce el riesgo de sufrir accidentes cardiovasculares.
- Ayuda a prevenir los brotes de artritis en los huesos.

8. BRÓCOLI

Es uno de los vegetales con mayor cantidad de nutrientes y tiene pocas calorías, pero un gran contenido proteico y de fibra. Es fuente de vitamina A, vitaminas del complejo B (tiamina, niacina y ácido fólico), vitamina C y vitaminas E y K. En cuanto a los minerales, es rico en potasio, calcio, magnesio, zinc y hierro.

Sus propiedades y beneficios son:

- Es perfecto para personas con anemia ferropénica.
- Es adecuado en casos de estreñimiento por su buen aporte de fibra.
- Ayuda a eliminar el colesterol malo.
- Protege frente a las enfermedades cardiovasculares, así como a los huesos y la salud ocular.
- Tiene un alto poder antioxidante, nos ayuda a evitar el envejecimiento de tejidos y previene la formación de células anormales.
- Tiene propiedades anticancerígenas.
- Tiene efectos antibacterianos.
- Gracias a su contenido en glucorafanina nos ayuda a reparar la piel dañada por el exceso de sol.
- Es beneficioso contra la tensión alta por su contenido en ácido fólico y vitaminas; es un alimento ideal para cualquier edad, en especial para las mujeres embarazadas y que están dando el pecho.

9. ESPINACA

La espinaca es un superalimento, está cargada de nutrientes y es baja en calorías. Las verduras de hoja verde oscura, como la espinaca, son importantes para la salud de la piel, el cabello y los huesos. Está compuesta en su mayoría por agua, por lo que su aporte calórico es muy bajo.

Destaca por su gran contenido en calcio, hierro, potasio, magnesio, manganeso y fósforo. Respecto a las vitaminas, la espinaca tiene alto contenido de vitaminas A, C, E, K y vitaminas del grupo B, sobre todo ácido fólico.

Sus propiedades y beneficios son:

- Nos proporciona salud visual.
- Nos ayuda a fortalecer el sistema inmunitario.

- Su magnesio mantiene en buena forma la musculatura y reduce la fatiga.
- Controla la diabetes.
- Previene el cáncer.
- Previene el asma.
- Reduce la presión arterial.
- Favorece la regularidad digestiva.
- Mejora nuestra salud ósea.
- Nos ayuda a mantener la piel y el cabello sanos.

10. SALMÓN

En la actualidad es uno de los más recomendados por los nutricionistas, ya que **su composición lo hace perfecto para todo tipo de dietas**. Es una de las mejores formas de consumir grasas magras. Su composición se basa en proteínas de alto valor biológico, ácidos grasos monoinsaturados e insaturados, ácidos grasos omega 3, yodo, potasio, fósforo, selenio, vitaminas B6 y B12, tiamina, niacina, y vitaminas D y E.

Sus propiedades y beneficios son:

- Nos ayuda a disminuir los niveles de colesterol y a aumentar la fluidez de la sangre.
- Contribuye al cuidado de las mucosas, la piel y otros tejidos, lo cual favorece la resistencia ante las infecciones.
- Mejora la salud cardiovascular, ya que ayuda a eliminar los lípidos que se acumulan en los vasos sanguíneos, además de reparar los tejidos y regular la presión arterial. Consumirlo de forma regular puede prevenir el endurecimiento arterial.
- Reduce la inflamación.
- Protege los huesos, y previene enfermedades óseas y el debilitamiento.

- Nos ayuda a controlar el peso, contiene proteínas y grasas que contribuyen a la formación de masa muscular, mientras se elimina el exceso de grasa.
- Mejora la función cerebral.
- Mejora la calidad del sueño.

11. JITOMATE

Aunque no lo creamos el **jitomate** no es una verdura, sino que se trata de una **fruta**, y pertenece a la familia de las solanáceas. Está compuesto principalmente por agua y su macronutriente mayoritario son los hidratos de carbono. Entre las vitaminas cabe destacar el contenido en vitamina A (básicamente en forma de carotenoides), provitamina A y vitamina C. También destaca en hierro y en potasio.

Sus propiedades y beneficios son:

- Es un antioxidante por excelencia.
- Reduce el riesgo de accidente vascular cerebral y disminuye el envejecimiento de las funciones cerebrales.
- Reduce el colesterol.
- Evita enfermedades cardiovasculares y que se produzca un infarto.
- Tiene un efecto diurético.
- Combate infecciones y fortalece el sistema inmune.
- Ayuda a prevenir algunos tipos de cáncer, como el de páncreas o el de próstata.
- Actúa como un buen regulador del tránsito intestinal.
- Favorece la protección de la piel y las células.

12. NUEZ

La nuez es el fruto seco más saludable gracias a la equilibrada composición de sus grasas, y es una gran fuente de fibra. Contiene ácidos grasos poliinsaturados, ácidos grasos insaturados, ácidos grasos omega 3, fibra, hierro, zinc, potasio, selenio, fósforo, magnesio, tiamina, niacina, folatos y vitamina B6.

Sus propiedades y beneficios son:

- Efecto antiinflamatorio, las nueces ayudan en caso de asma, artritis o enfermedades de la piel como la psoriasis.
- Su consumo reduce el colesterol y previene las enfermedades cardiovasculares.
- Mejoran la elasticidad de los vasos sanguíneos.
- Para los veganos constituyen una valiosa fuente de omega 3 y de proteínas.
- Son antioxidantes, retrasan o reducen la severidad de las enfermedades neurodegenerativas, como el párkinson o el alzhéimer.
- Producen un efecto saciante y nos ayudan a mantener un peso saludable.
- Favorecen nuestro desarrollo intelectual, ayudan a nuestro cerebro a trabajar y, además, nos mantienen alerta.
- Contribuyen a la salud del intestino.

13. HUEVO

Los huevos son uno de los alimentos más nutritivos del planeta, y una extraordinaria fuente de proteína. La clara se compone de muchas vitaminas y aporta entre un 10 y un 20% de la cantidad diaria recomendada de vitaminas A, D, E y K.

Los huevos nos mantienen sanos a cualquier edad y nos aportan componentes beneficiosos. Proporcionan los nutrientes que ayudan al desarrollo del feto, nos mantienen activos y con energía durante todo el día y son una fuente saludable de proteínas de alta calidad, que necesitamos a cualquier edad. Son ricos en proteínas de alto valor biológico, ácidos grasos monoinsaturados, yodo, fósforo, selenio, vitamina B12, riboflavina, niacina, vitamina A, vitamina D y folatos.

Sus propiedades y beneficios son:

- Es un alimento muy saciante por contener una cantidad considerable de grasas saludables.
- Mejora la memoria.
- Favorece la salud muscular y la inmunitaria gracias a su composición en proteínas.
- Nos ayuda a cuidar la vista.
- Contribuye a la prevención de las enfermedades cardiovasculares.
- Nos ayuda a aumentar los niveles de HDL (colesterol bueno).

14. CEBOLLA

Es un ingrediente estrella en nuestras cocinas que nunca debe faltar. Contiene proteínas, potasio, vitamina C, flavonoides y distintos compuestos azufrados.

Sus propiedades y beneficios son:

- Tiene acción anticancerígena.
- Protege el corazón y evita los problemas circulatorios.
- Nos ayuda a combatir el colesterol malo y aumenta el colesterol bueno en sangre.
- Tiene acción antiinflamatoria.
- Regula la respuesta a la insulina.
- Nos ayuda a regular la hipertensión.
- Es un ingrediente diurético.
- Es antiséptica y ayuda a expulsar la mucosidad.

15. ZANAHORIA

Es el alimento vegetal con más carotenos. Contiene vitamina A y carotenoides. Además, es fuente de potasio, fósforo, magnesio, yodo y calcio.
Sus propiedades y beneficios son:

- Protege la vista y la visión nocturna, y es una muy buena fuente de energía, sobre todo para el cerebro.
- Tiene acción antioxidante gracias a su contenido en betacarotenos, unos poderosos protectores que evitan el envejecimiento prematuro.
- Tiene acción anticancerígena.
- Previene el colesterol y las cardiopatías gracias a su contenido en carotenos, y alivia los problemas intestinales gracias a su alto contenido en fibra.
- Contribuye a mantener los pulmones sanos, y es excelente para uñas y cabello.

16. BETABEL

Es una excelente fuente de ácido fólico, así como de proteínas, fibra, vitamina C, potasio, hierro y yodo. Sus propiedades y beneficios son:

- Tiene acción anticancerígena.
- Controla la tensión arterial.
- Ayuda a prevenir los ataques de asma.
- Es rica en carbohidratos de acción lenta, lo que la convierte en un alimento ideal para conseguir energía antes de hacer ejercicio.
- Contribuye al buen estado de la vista.

17. CÚRCUMA

Durante muchos años ha destacado por sus propiedades curativas. La cúrcuma es uno de los antiinflamatorios más conocidos y efectivos. Personalmente, recomiendo incorporarlo a las infusiones.

La cúrcuma es un alimento con un índice calórico bajo y escaso contenido en grasa, compuesto fundamentalmente por carbohidratos. Destaca por presentar una alta proporción de minerales, como el potasio, el fósforo y el magnesio, además de ser una buena fuente de vitaminas C y E.

Sus propiedades y beneficios son:

- Es un potente antiinflamatorio.
- Nos ayuda a aliviar las molestias digestivas.
- Es muy eficaz para aliviar la sintomatología de los pacientes con problemas reumáticos u osteoporosis.
- Tiene acción antioxidante.
- Previene las enfermedades cardiovasculares.
- Posee propiedades anticancerígenas.
- Mejora el perfil de colesterol en sangre.
- Mejora problemas respiratorios y dérmicos, como la psoriasis o eczemas, por su poderosa acción antimicrobiana y antiinflamatoria.
- Mejora del estrés, la irritabilidad y la ansiedad, modulando la depresión y los mecanismos de neurotransmisión.

18. JENGIBRE

El jengibre, por otro lado, es un gran digestivo y antiinflamatorio que, personalmente, recomiendo incorporar a las infusiones. Es una fuente importante de minerales como el manganeso, el hierro, el magnesio, el zinc, el potasio, el fósforo y el calcio. Aporta también vitaminas como la C, B3, B6, B1, B2, B9 y E.

Sus propiedades y beneficios son:

- Ayuda en los procesos digestivos.
- Alivia el dolor de la artritis.
- Es eficaz a la hora de combatir mareos y náuseas.
- Es antiinflamatorio.
- Tiene acción anticancerígena.
- Tiene acción antimicrobiana.

19. GARBANZOS

Son una fuente excelente de proteínas y muy ricos en fibra. Contienen proteínas, fibra, calcio, potasio, hierro, fósforo, magnesio, folatos, niacina, vitamina B6 y vitamina E.
Sus propiedades y beneficios son:

- Ayudan a reducir el nivel de colesterol en sangre y protegen de las enfermedades cardiacas.
- Su fibra previene el estreñimiento y regula el sistema digestivo.
- Nos protegen frente a la retención de líquidos, ayudándonos a reequilibrar los fluidos corporales.
- Previenen el cáncer.
- Nos ayudan a regular los niveles de azúcar en sangre.
- Favorecen el buen funcionamiento del sistema nervioso.

20. ACEITE DE OLIVA EXTRA VIRGEN

Es famoso por su alto contenido en grasas saludables, que protegen el corazón, y por su acción antioxidante. Contiene ácidos grasos monoinsaturados, ácidos grasos insaturados y vitamina E.
Sus propiedades y beneficios son:

- Es antiinflamatorio.
- Es antioxidante.
- Ayuda a mejorar los niveles de colesterol en sangre, eleva los niveles de colesterol HDL (colesterol bueno) y disminuye el colesterol LDL (el malo), por lo que nos protege de enfermedades cardiovasculares.
- Es rico en polifenoles, que nos protegen frente al cáncer de colon.
- Es antibacteriano.
- Ayuda a controlar la presión arterial.
- Previene la aparición de diabetes.

21. CALABAZA

Su llamativo color naranja es sinónimo de carotenos, un componente antioxidante perfecto para mantener la piel y los ojos sanos. Contiene proteínas, vitaminas C y E y carotenoides, calcio, hierro y magnesio.
Sus propiedades y beneficios son:

- Contiene sustancias que protegen del cáncer de pulmón y de colon.
- Es antiinflamatoria; alivia la inflamación provocada por el asma y la artritis.
- El caroteno que contiene aporta cierta protección contra los rayos ultravioleta, que favorecen la aparición de arrugas, manchas solares y cáncer de piel. Las vitaminas de la calabaza son potentes antioxidantes que atenúan los daños causados por los radicales libres y que, además, favorecen la producción de colágeno, que ayuda a mantener la piel joven y flexible.
- Reduce los niveles de colesterol en sangre.
- Regula la presión arterial.

- Nos ayuda a conservar la agudeza visual.
- Puede ayudarnos a fortalecer el sistema inmunitario.

22. SARDINAS

Comer sardinas es una de las mejores formas de obtener ácidos grasos omega 3. Contienen proteínas, ácidos grasos omega 3, fósforo, selenio, vitamina B12, niacina, vitamina B6, riboflavina y vitamina D.

Sus propiedades y beneficios son:

- Es un alimento perfecto para mejorar la capacidad cognitiva y la salud del cerebro a largo plazo.
- Mejoran la salud mental, reduciendo el riesgo de depresión.
- Ayudan a reducir el colesterol malo y la hipertensión.
- Previenen enfermedades cardiovasculares.
- Ayudan a bajar de peso.
- Nos protegen los huesos.
- Fortalecen el sistema inmune.
- Regulan el nivel de energía y el correcto funcionamiento de las células.
- Fortalecen el cabello, la piel y hasta las uñas.

23. MANGO

El mango es una superestrella nutritiva entre las frutas. Aporta una cantidad importante de hidratos de carbono, por lo que su valor calórico es elevado, y tiene mucha fibra. Es rico en potasio y provitamina A, E y C.

Sus propiedades y beneficios son:

- Posee elevados niveles de pectina, una fibra soluble que ayuda a reducir el colesterol malo en sangre.

- Regula la presión arterial.
- Refuerza el sistema inmunitario.
- Tiene acción antioxidante.
- Apoya la salud de los ojos.
- Mejora la salud del cabello y de la piel.
- Ayuda a combatir la anemia.
- Ayuda a proteger los huesos.
- Contribuye a mejorar la diabetes.
- Es bueno para la memoria.

24. PIÑA

La piña es una de las grandes olvidadas; no se encuentra entre las frutas más consumidas, pese a ser excelente. Siempre ha sido un símbolo de lujo y hospitalidad, de riqueza, pero a día de hoy se consume en cualquier hogar y época del año. Contiene yodo, vitamina C, ácidos orgánicos y bromelina.

Sus propiedades y beneficios son:

- Regula el tránsito intestinal y mejora las digestiones.
- Es antiinflamatoria, alivia la artritis y el dolor de las articulaciones.
- Tiene acción antioxidante.
- Tiene acción antimicrobiana.
- Es una fuente de ácido ferúlico, que ayuda a prevenir el cáncer.
- Mejora la circulación sanguínea.
- Nos aporta energía.
- Ayuda en dietas de adelgazamiento.
- Nos ayuda a lucir una piel sana, más elástica y brillante.

25. NARANJA

Una de las frutas preferidas para obtener la dosis de vitamina C diaria. Es necesaria para la síntesis de colágeno, como antioxidante y para un buen funcionamiento del sistema inmunitario. Contiene vitamina C, folatos, ácidos orgánicos, flavonoides y carotenoides.

Sus propiedades y beneficios son:

- Ayuda a prevenir las infecciones, la gravedad y la duración de los resfriados, y fortalece el sistema inmunitario.
- Es una de las pocas frutas con un bajo índice glucémico, perfecta para diabéticos.
- Contiene pectina, una fibra soluble que ayuda a controlar los niveles de colesterol en sangre.
- Tiene un gran poder antiinflamatorio.
- Tiene acción antioxidante.
- Retarda el envejecimiento.
- Mejora la función del sistema digestivo.
- Protege frente a enfermedades cardiovasculares.
- Ayuda a controlar la presión arterial.
- Ayuda a controlar la glucemia.
- Mejora la salud de los ojos.
- Previene la anemia.
- Ayuda a bajar de peso.
- Permite mantener unos huesos saludables.

26. FRESAS

Las fresas son una excelente elección, son ricas en fibra, antioxidantes, vitaminas y minerales, y ayudan a mantener nuestro intestino saludable. Contienen vitamina C, antocianinas y ácidos orgánicos.

Sus propiedades y beneficios son:

- Contienen ácido elágico, un compuesto con propiedades anticancerígenas y antioxidantes.
- Aportan antocianinas, que ayudan a reducir el colesterol y el riesgo de sufrir hipertensión.
- Presentan importantes propiedades hidratantes y protegen e hidratan la piel y el cabello, gracias a su contenido en Omega-3, magnesio y cobre.
- Potencian la absorción del hierro y refuerzan las paredes de los vasos sanguíneos, y gracias a su alto contenido en fibra nos ayudan a combatir el estreñimiento.

27. AVENA

La avena es un cereal que se consume muy a menudo en el desayuno, en forma de hojuelas. **Es una fuente de energía duradera que mantiene la saciedad** durante mucho tiempo. La avena es conocida por sus beneficios en la digestión, y en el control de la glucosa y el colesterol sanguíneo.

Contiene hidratos de carbono, proteínas, ácidos grasos monoinsaturados y poliinsaturados, potasio, fósforo, hierro, zinc y vitaminas del grupo B (B1, B2, B5, B6 y B9).

Sus propiedades y beneficios son:

- Ayuda a mantener el corazón y las arterias sanos.
- Contiene sustancias que reducen el riesgo de cáncer.
- Es saciante.
- Reduce el colesterol malo.
- Mantiene los niveles de azúcar en sangre.
- Es antioxidante.
- Refuerza los huesos.
- Aumenta las defensas.
- Es antiinflamatoria.
- Es ideal en dietas para perder peso.

- Es depurativa y diurética.
- Regula el tránsito intestinal.

28. LENTEJAS

Esta es una valiosa fuente de proteínas vegetales con fibra y folatos, un nutriente clave durante el embarazo. Las lentejas contienen proteínas, fibra, hierro, magnesio, zinc, potasio, fósforo, selenio, tiamina, niacina, folatos y vitamina B6.

Sus propiedades y beneficios son:

- Son ricas en fibra, que nos protege contra cáncer y cardiopatías.
- Proporcionan energía, gracias a su alto contenido en hierro.
- Nos ayudan a minimizar el síndrome premenstrual.
- Refuerzan el sistema inmunitario.
- Presentan pocas calorías y son muy nutritivas; nos ayudan a controlar el peso.
- Protegen el sistema nervioso.
- Son antianémicas.
- Nos ayudan a controlar los niveles de colesterol en sangre.

29. KÉFIR

Aporta bacterias al organismo, cuya presencia se ha asociado con varias propiedades para la salud. Contiene proteína, carbohidratos, potasio, calcio, magnesio, fósforo y vitaminas A, D y B. Además, es interesante recordar que el kéfir tiene **más probióticos que el yogur normal**: sus granos poseen hasta 61 cepas de bacterias y levaduras.

Sus propiedades y beneficios son:

- Aumenta la inmunidad.

- Construye la fuerza de nuestros huesos y detiene la degeneración ósea.
- Nos ayuda a regular los procesos digestivos y a limpiar el tracto gastrointestinal.
- Mejora los procesos alérgicos.
- Nos ayuda a sanar la piel.
- Mejora los síntomas de intolerancia a la lactosa.
- Es un fuerte antibiótico natural.
- Optimiza el metabolismo.
- Es muy beneficioso para el sistema cardiovascular.
- Es un buen regulador de los niveles de glucosa y lípidos en sangre.

30. PEPINO

El pepino es un alimento con una gran cantidad de nutrientes y vitaminas, muy rico en fibra, en vitaminas como la vitamina C, provitamina A y de vitamina E, y vitaminas del grupo B.
Sus propiedades y beneficios son:

- Bajo en calorías, rico en agua y fibras, es un alimento muy saciante que nos ayuda a controlar nuestro peso.
- Tiene propiedades anticancerígenas y nos ayuda a mantener la salud cardiovascular.
- Ayuda a reducir la presión arterial.
- Nos ayuda a desintoxicar el organismo y también nos ayuda a reducir la retención de líquidos.
- Alivia el estreñimiento.
- Mejora las digestiones, nos ayuda a mejorar el pH del estómago y a combatir los reflujos.
- Nos ayuda a combatir el estrés, ya que es rico en vitaminas del grupo B.

10

INFUSIONES FARMANUTRIS

Tal y como saben quienes me conocen mucho, soy toda una fanática de las infusiones, y mi momento de relajación se produce cuando voy al herbolario, me compro mis infusiones favoritas y disfruto de ellas mientras leo un libro tras un día agotador. Ya sabemos que el estrés influye de manera negativa en el cuerpo humano, la piel, el cabello... y es por ello por lo que te invito a relajarte a lo largo de este capítulo disfrutando de una infusión y entreteniéndote con toda la información referente a este maravilloso tema.

El mundo es muy grande y eso se refleja en la gran variedad de infusiones que hay; existe una para cada tipo de piel y para cada tipo de afección cutánea.

A continuación te cuento cuáles son las mejores infusiones y te brindo la información necesaria para que veas cuáles son perfectas para tu piel.

Infusión de hinojo. Esta infusión cuenta con características antiinflamatorias y previene el envejecimiento de la piel.

Infusión de manzanilla. Todos la conocemos por ayudarnos en los procesos digestivos, pero lo que no todo el mundo sabe es que nos proporciona un mejor descanso, algo que, como hemos visto en el libro, se ve reflejado en nuestra piel. Es una infusión que calma.

Infusión de jengibre. Sin duda, mi favorita. El jengibre nunca puede faltar en mi despensa, y lo compro en el herbolario tanto en raíz como en polvo. Es una potente infusión antiinflamatoria que activa el metabolismo, lo que nos ayudará a sentirnos mejor y eso se verá reflejado en nuestra piel.

Infusión de tomillo. Pese a ser una de las infusiones más desconocidas, es antiséptica, antibacteriana y antiinflamatoria.

Infusión de menta. A lo largo del libro hemos visto la importancia de mantener una salud digestiva buena para tener una piel sana. La menta es una de nuestras grandes aliadas que nos ayuda a mejorar el sistema digestivo, algo que se verá reflejado en nuestra piel.

Té blanco. Podemos encontrar numerosos artículos que lo califican como el té de la belleza, y tienen toda la razón del mundo. El té blanco destaca por sus propiedades antioxidantes, gracias a su contenido en vitamina C, una gran aliada para prevenir el envejecimiento de la piel. Es perfecto para mejorar la iluminación en esas pieles más apagadas.

Rooibos. La gran infusión de moda y una gran aliada para aquellos que buscan una opción sin cafeína. Es remineralizante y se recomienda para proteger la piel ante las amenazas medioambientales (como el humo o la contaminación), factores que aceleran el envejecimiento. Se trata de una infusión muy recomendada en procesos alérgicos o para personas con dermatitis atópica.

Té de ginkgo biloba. Es una infusión muy utilizada para reducir la piel de naranja, ya que, según los últimos estudios, el té de ginkgo biloba tiene propiedades vasodilatadoras y estimula la circulación. Además, cuenta con un efecto antioxidante muy potente y previene la formación y la deposición de las grasas, exactamente lo que buscamos cuando tratamos de eliminar la celulitis.

Infusión de jengibre con limón. El limón es un importante quemagrasas, y el jengibre, un alimento muy antiinflamatorio. Es una infusión también ideal para reducir el hinchazón abdominal y evitar la retención de líquidos, así como para reducir la celulitis.

Té verde. No solo nos ayuda a mejorar y evitar la celulitis y la retención de líquidos, sino que también es un gran antioxidante para nuestra piel. Está compuesto por catequinas, que ayudan en la lucha contra los radicales libres, los cuales, como hemos visto, contribuyen al proceso de envejecimiento de la piel.

Como último consejo, siempre tengo en casa cúrcuma en polvo, jengibre en polvo y anís estrellado, porque al final siempre podemos poner una pequeña cucharadita encima en cada una de las infusiones y así potenciar todos sus efectos antiinflamatorios.

11

MENÚS SEMANALES

¡Ya nos acercamos al final de este viaje! Pero no quiero cerrar el libro sin ofrecerte varias opciones de menús semanales con alimentos adecuados para mejorar el estado de tu piel. En las siguientes páginas encontrarás tres propuestas de menú semanal: una para revertir la celulitis, otra para fortalecer el cabello y las uñas, y una tercera para lucir una piel radiante.

MENÚ SEMANAL ANTICELULÍTICO

	Lunes	Martes	Miércoles	Jueves	Viernes	Sábado	Domingo
DESAYUNO	Pan tostado integral con AOEV + Jitomate + Semillas de calabaza + Infusión	Kéfir + Avena + Frutos rojos	Pan tostado integral + AOEV Jitomate + Ajonjolí + Plátano	Pan tostado integral + Huevo duro + Aguacate + Semillas de calabaza	Hot cakes de avena + Kéfir + Plátano	Huevos revueltos + Pan tostado integral + Una naranja	Kéfir + Avena + Frutos rojos
MEDIA MAÑANA	Pera + Infusión	Kiwi + Infusión	Piña + Infusión	Manzana + Infusión	Kiwi + Infusión	Manzana + Infusión	Piña + Infusión
COMIDA	Ejotes + Pescado a la plancha	Berenjenas rellenas de soya texturizada	Arroz tres delicias + Pescado a la plancha	Ensalada de pasta integral + Jitomate + Pimientos morrones + Pepino + Trozos de pollo a la plancha	Caldo de verduras + Tofu	Ensalada César + Pescado a la plancha	Lentejas
MERIENDA	Queso fresco + Mango + Semillas de ajonjolí	Kéfir + Arándanos	Arándanos + Almendras	Nueces + Infusión	Kéfir + Arándanos	Kéfir + Piña	Nueces + Infusión
CENA	Ensalada de jitomate y espinacas + Pechuga de pavo	Vaso gaspacho + Omelette con queso + Pavo asado	Sopa de ajo + Tartar de salmón	Crema de calabacita y poro + Filete de pollo a la plancha	Alcachofas + Pescado a la plancha	Espárragos a la plancha con queso gratinado	Fajitas integrales + Verduras

MENÚ SEMANAL PARA FORTALECER EL CABELLO Y LAS UÑAS

	Lunes	Martes	Miércoles	Jueves	Viernes	Sábado	Domingo
DESAYUNO	Kéfir + Granola + Arándanos	Pan tostado integral + AOEV + Aguacate + Semillas de calabaza + Naranja	Kéfir + Pan integral + Huevos revueltos + Plátano	Pan tostado integral + Aguacate + Huevo duro + Naranja	Kéfir + Avena + Frutos rojos	Kéfir + Avena + Frutos rojos	Pan tostado integral + AOEV + Jamón serrano + Naranja
MEDIA MAÑANA	Infusión + Nueces	Infusión + Manzana	Infusión + Mandarina	Infusión + Manzana	Infusión + Mandarina	Infusión + Nueces	Infusión + Galletas maría
COMIDA	Ensalada de verduras + Salmón	Tallarines a la marinera + Verduras asadas	Arroz integral + Sopa de verduras + Pollo a la plancha	Quinoa + Verduras + Atún	Lentejas	Puré de zanahoria + Escalopas de ternera a la plancha	Guisado con garbanzos
MERIENDA	Almendras + Queso fresco	Almendras	Nueces de la India + Arándanos	Avellanas + Queso fresco	Nueces	Palomitas de maíz caseras	Nueces
CENA	Alcachofas con jamón + Plátano	Salmón + Verduras + Papa al horno	Puré de verduras + Pescado al horno	Brócoli gratinado + Camote + Queso	Mejillones al vapor en crema de alcachofas	Ensalada de espinacas + Queso + Sardinas + Jitomate + Cebolla + Semillas de calabaza	Gazpacho + Filete de pollo + Camote

MENÚ SEMANAL PARA LUCIR UNA PIEL RADIANTE

	Lunes	Martes	Miércoles	Jueves	Viernes	Sábado	Domingo
DESAYUNO	Pan integral + AOEV + Huevos rotos + Semillas de ajonjolí + Naranja	Kéfir + Avena + Frutos rojos	Pan tostado integral + AOEV + Tomate + Naranja	Pan tostado integral + Huevo duro + Aguacate + Semillas de calabaza + Plátano	Pan tostado integral + AOEV + Jitomate	Hot cakes de avena + Kéfir + Arándanos	Pan tostado integral + Huevo duro + Aguacate + Semillas de calabaza + Naranja
MEDIA MAÑANA	Mandarinas	Infusión + Manzana	Infusión + Manzana	Nueces + Infusión	Yogur + Arándanos	Kiwi	Granada
COMIDA	Ejotes + Filetes de pollo a la plancha	Alcachofas al horno + Filetes de pavo	Musaka + Ensalada de jitomate y atún	Sopa de arroz + Pescado en salsa verde	Cuscús de verduras + Omelette de ajos tiernos + Tofu	Risotto de setas y pato	Arroz con pollo y frijoles
MERIENDA	Nueces + Infusión	Almendras	Yogur + Arándanos	Pera	Yogur + Mango	Avellanas + Queso fresco	Yogur + Arándanos
CENA	Calabacita asada + Ensalada de jitomate, lechugas y cebolla	Atún a la plancha + Verduras	Salmón empapelado	Chícharos + Jamón	Quinoa salteada + Pollo	Ensalada de espinacas crudas + Huevo duro + Pavo	Espárragos con salsa romesco

CONCLUSIÓN

Para poner punto final a este libro, me gustaría rememorar la frase con la que comencé a contártelo todo: «Somos lo que comemos». Creo que ha quedado bastante reflejada en todos los capítulos de este libro. El cuerpo humano es muy complejo y muchos órganos están ligados entre sí, y precisamente por eso, tal y como he ido mencionando, la nutrición desempeña un papel importante; independientemente de la salud de cada persona, una buena alimentación ayuda a mejorar su estado físico.

La nutrición es capaz de favorecer que las personas cumplan años sin que su piel muestre el envejecimiento de una manera tan drástica, y mejorar el estado del cabello y de las uñas. Incluso hemos mencionado los beneficios que tiene ingerir ciertos alimentos frente a las diversas afecciones que puede presentar la piel, como la dermatitis atópica, la rosácea o el acné.

Y por eso no hay mejor opción que llevar a cabo una alimentación sana y completa como la dieta mediterránea en nuestro día a día. Por tanto, desglosaría claramente este tipo de alimentación con los siguientes puntos:

- Debemos hacer uso del aceite de oliva como principal grasa, ya que es un alimento rico en vitamina E, betacarotenos y ácidos grasos monoinsaturados, y presenta propiedades cardioprotectoras.
- Por otra parte, debemos consumir en mayor medida alimentos de origen vegetal, lo que engloba las verduras, las

hortalizas, las frutas o los frutos secos, entre otros elementos. Esta fuente es la principal base de vitaminas, minerales y fibra. Para ello, lo recomendado es ingerir al menos cinco raciones de fruta y verdura a diario. Además, como estos alimentos presentan gran cantidad de agua en su porcentaje de composición, también nos beneficiarán en ese sentido.

- Toda la comida que tenga un origen cereal, como la pasta y el arroz, se deberá ingerir a diario, pero en una proporción correcta, dado que su gran presencia en carbohidratos beneficia al cuerpo humano con la energía suficiente para desarrollar las actividades diarias.

- Siempre que se pueda, se deberán ingerir productos lo más frescos posible y de temporada, ya que cuentan con grandes beneficios para el ser humano y no sufren grandes procesos de cambio.

- La ingesta de lácteos, por otra parte, debe ser diaria. Por una parte, elementos como la leche, el yogur o los quesos desempeñan un papel muy importante gracias a sus altos valores en proteínas, minerales como el calcio o el fósforo, y son una base fundamental de vitaminas. Por otra parte, el beneficio de la leche es que ayuda a aportar un gran equilibrio sobre la microflora intestinal debido a la presencia de los microorganismos vivos que hay en ella y que hacen posible dicha acción.

- Se deberían reducir las carnes rojas de la dieta y, cuando se consuman, debería hacerse en forma de guisado o bocadillos, así se presentaría en proporciones más pequeñas. Por este motivo se recomienda una alimentación con una mayor proporción de carnes magras.

- Debemos comer más pescado y huevos, pero con moderación. Se recomienda consumir pescado azul al menos una o dos veces por semana porque su grasa, a pesar de ser de origen animal, tiene propiedades muy similares a las grasas

de origen vegetal, que son protectoras contra enfermedades cardiovasculares. Los huevos contienen proteínas de
muy alta calidad, grasas y muchas vitaminas y minerales, lo
que los convierte en un alimento muy rico. Comer tres o
cuatro huevos a la semana es un buen sustituto de la carne
y el pescado.

- La fruta fresca debe ser un postre común. Los dulces y los
pasteles se deben comer muy de vez en cuando. Las frutas
son alimentos muy nutritivos que pueden aportar color y
sabor a nuestra dieta diaria y también son una buena opción para la media mañana y la merienda.

- El agua es la bebida de mayor calidad en la región mediterránea y es fundamental en nuestra dieta. El vino, en cambio, debe consumirse con moderación y con las comidas.
Es un alimento tradicional en la dieta mediterránea y tiene
beneficios para la salud cuando se consume con moderación como parte de una dieta equilibrada.

Sin embargo, es importante tener en cuenta que no existe
una solución única y que la nutrición es solo una parte de la
ecuación. Siempre se recomienda consultar a un profesional
de la salud para que elabore un plan de tratamiento individua-
lizado. Además, es importante utilizar productos tópicos o
medicamentos recetados por un dermatólogo cuando sea necesario.

Por lo tanto, para condensar toda la información que te he
querido transmitir en este último párrafo, una piel sana es el
resultado de una vida saludable, que incluye una dieta adecuada, evitar toxinas (como el tabaco), el alcohol y los rayos uv,
respetar el tiempo necesario para dormir, mantenerse físicamente activo y realizar actividad física diaria que se adapte a
nuestras necesidades.

BIBLIOGRAFÍA

American Academy of Dermatology Association, «Atopic dermatitis: Recommendations for dietary interventions», disponible en: <https://www.aad.org/practicecenter/quality/clinical-guide lines/atopic-dermatitis/disease-flares-and-adjunctive-therapy/recommendations-for-dietary-interventions>.

A. D. A. M. Español Enciclopedia Multimedia, «Pápulas», A.D.A.M., disponible en: <https://ssl.adam.com/content.aspx?productid=618&pid=5&gid=003233&site=eep-aadse3.adam.com&login=EBIX2269#>.

Alicia López de Ocáriz, «Psoriasis», Cinfa Salud, disponible en: <https://cinfasalud.cinfa.com/p/psoriasis/>.

Alicja Kucharska, Agnieszka Szmurło y Beata Sińska, «Significance of diet in treated and untreated acne vulgaris», *Potstepy Dermatol Alergol*, vol. 33, n.º 2, 2016, págs. 81-86.

American Academy of Dermatology Association, «Can The Right Diet Get Rid Of Acne?», American Academy of Dermatology, disponible en: <https://www.aad.org/public/diseases/acne/causes/diet>.

American Academy of Dermatology Association, «Eczema types: atopic dermatitis overview», American Academy of Dermatology, disponible en: <https://www.aad.org/public/diseases/eczema/types/atopic-dermatitis>.

American Association for the Advancement of Science (AAAS), «Determine Your Skin Type», AAAS, disponible en: <http://sciencenetlinks.com/student-teacher-sheets/determine-your-skin-type/>.

Anagha Bangalore Kumar, Huma Shamim y Umashankar Nagaraju, «Premature Graying of Hair: Review with Updates», *International journal of trichology*, vol. 10, n.º 5, 2018, págs. 198-203.

Antonieta de Andrés Dirube, «Psoriasis y dieta. Punto de vista de una nutricionista», AlmirallMed, disponible en: <https://derma tologia.almirallmed.es/actualizaciones/psoriasis-y-dieta-punto -de-vista-de-una-nutricionista/>.

Apostolos Pappas, Aikaterini Liakou y Christos C. Zouboulis, «Nutrition and skin», *Reviews in endocrine & metabolic disorders*, vol. 17, n.º 3, 2016, págs. 443-448.

Artemédica, «Efectos del alcohol en la piel... y cómo reparar el daño», Artemédica, disponible en: <https://artemedica.es/estetica-fa cial/efecto-alcohol-piel/#:~:text=%C2%BFQu%C3%A9%20 efectos%20tiene%20el%20alcohol%20en%20tu%20piel%3F& text=El%20alcohol%20es%20incre%C3%ADblemente%20 deshidratante,las%20arrugas%20ser%C3%A1n%20m%C3%A1s %20visibles>.

BBC News, «¿Comer chocolate realmente produce espinillas?», BBC News Mundo, disponible en: <https://www.bbc.com/mundo/ noticias/2013/04/130330_salud_chocolate_enemigo_espinillas _finde_jb>.

C. Lucía Pimentel y Lluís Puig, «Alteraciones dermatológicas en la menopausia», *Farmacia Profesional*, vol. 17, n.º 9, 2003, págs. 84-91.

Catherine A. O'Neill, Giovanni Monteleone, John T. McLaughlin y Ralf Paus, «The gut-skin axis in health and disease: a paradigm with therapeutic implications», *Bioessays*, vol. 38, n.º 11, 2016, págs. 1167-1176.

Changwei Cao, Zhichao Xiao, Yinglong Wu y Changrong Ge, «Diet and Skin Aging-From the Perspective of Food Nutrition», *Nutrients*, vol. 12, n.º 3, 2020, pág. 870.

Claudio M. Matroianni y Grazzia M. Liuzzi, «Matrix metalloproteinase dysregulation in HIV infection: implications for therapeutic strategies», *Trends in Molecular Medicine*, vol. 13, n.º 11, 2007, págs. 449-459.

Clínica Mayo, *Mayo Clinic Family Health Book, Rochester*, Mayo Clinic Press, 1990.

Clínica Mayo, «Dry skin», Mayo Clinic, disponible en: <http://www.mayoclinic.org/diseases-conditions/dry-skin/indepth/moisturizers/art-20044232>.

Consejo General de Colegios Oficiales de Farmacéuticos, Catálogo de medicamentos, Madrid, Consejo General de Colegios Oficiales de Farmacéuticos, 2016.

Diana Guzmán Sierra, «Psoriasis y nutrición», Nutrición para Vivir Mejor, disponible en: <https://nutricionparavivirmejor.ucr.ac.cr/index.php/blog/10-psoriasis-y-nutricion>.

Dilip Ghosh y Arjan Scheepens, «Vascular action of polyphenols», *Molecular Nutrition & Food Research*, vol. 53, n.° 3, 2009, págs. 322-331.

EFSA (Autoridad Europea de Seguridad Alimentaria), «Complementos alimenticios», EFSA, disponible en: <https://www.efsa.europa.eu/es/topics/topic/food-supplements>.

El Farmacéutico, «El 77 % de las personas con enrojecimiento facial asociado a la rosácea se sienten avergonzadas o inseguras por el aspecto de su piel», El Farmacéutico, disponible en: <http://elfarmaceutico.es/index.php/noticias-actualidad-farmaceutica/item/5155-el-77-de-las-personas-con-enrojecimiento-facial-asociado-a-la-rosacea-se-sienten-avergonzadas-o-inseguras-por-el-aspecto-de-su-piel#.WpSCrK7ibIU>.

Elisabetta Boncompagni, Erika Bianchi y Corrado Guia, Guía Bibliográfica de los productos fitoterápicos más conocidos, Sovana, Aboca Edizioni, 2021.

Farmacia Exoceutics, «¿Qué es la psoriasis?», Farmacia Ecoceutics. La salud para todos, disponible en: <https://www.ecoceutics.com/respuestas-de-salud/salud/psoriasis/>.

Federica Dall'Oglio, Maria Rita Nasca, Federica Fiorentini y Giuseppe Micali, «Diet and acne: review of the evidence from 2009 to 2020», *International journal of dermatology*, vol. 60, n.° 6, 2021, págs. 672-685.

Federico Diotallevi, Anna Campanati, Emanuela Martina, Giulia Radi, Matteo Paolinelli, Andrea Marani, Elisa Molinelli, Matteo Candelora, Marina Taus, Tiziana Galeazzi, Albano Nicolai y Annamaria Offidani, «The Role of Nutrition in Immune-Mediated, Inflammatory Skin Disease: A Narrative Review», *Nutrients*, vol. 14, n.º 3, 2022, pág. 591.

Friederike Fiedler, Gabriele I. Stangl, Eckhard Fiedler y Klaus-Michael Taube, «Acne and Nutrition: A Systematic Review», *Acta Dermato-venereologica*, vol. 97, n.º 1, 2017, págs. 7-9.

Fundación Española de la Nutrición (FEN), «Alimentos y bebidas. Salmón», FEN, disponible en: <https://www.fen.org.es/Merca doAlimentosFEN/pdfs/salmon.pdf>.

GMFH Editing Team, «Microbiota intestinal y nutrición», Gut Microbiota for Health, disponible en: <https://www.gutmicrobiotafor health.com/es/microbiota-intestinal-y-nutricion/>.

Guillermo Álvarez Calatayud, Francisco Guarner, Teresa Requena y Ascensión Marcos, «Dieta y microbiota», *Nutrición Hospitalaria*, vol. 35, n.º 6 (número extra), 2018, págs. 11-15.

Healthy Children, «Alimentos y el acné del adolescente», Healthy Children Organization, disponible en: <https://www.healthychil dren.org/Spanish/ages-stages/teen/nutrition/Paginas/Food-and-Adolescent-Acne.aspx>.

Hilary Baldwin y Jerry Tan, «Effects of Diet on Acne and Its Response to Treatment», *American Journal of Clinical Dermatology*, vol. 22, n.º 1, 2012, págs. 55-65.

Hind M. Almohanna, Azhar A. Ahmed, John P. Tsatalis y Antonella Tosti, «The Role of Vitamins and Minerals in Hair Loss: A Review», *Dermatology and therapy*, vol. 9, n.º 1, 2019, págs. 51-70.

Hui-Young Lee, Jong-Hwan Park, Seung-Hyeok Seok, Min-Won Baek, Dong-Jae Kim, Ki-Eun Lee, Kyung-Soo Paek, Yeonhee Lee y Jae-Hak Park, «Human originated bacteria, Lactobacillus rhamnosus PL60, produce conjugated linoleic acid and show anti-obesity effects in diet-induced obese mice», *Bicohim Biophys Acta*, vol. 1761, n.º 6, 2006, págs. 736-744.

Instituto Nacional del Cáncer, «Linfocito», NIH, disponible en: <https://www.cancer.gov/espanol/publicaciones/diccionarios/diccionario-cancer/def/linfocito>.

Investigación en Nutrición y Salud, «Hábitos de alimentación para mejorar la piel durante la menopausia», Nutritional System/Cinfa, disponible en: <https://www.nutricionysaludblog.com/consejos -de-alimentacion-para-mejorar-la-piel-durante-la-menopausia/>.

Isidora Valentina Palma Díaz, *Microbiota intestinal y su influencia en enfermedades de la piel*. Memoria de pregrado, Universidad de Talca, Chile.

J. Mark Brown y Michael K. McIntosh, «Conjugated linoleic acid in humans: regulation of adiposity and insulin sensitivity», *The Journal of Nutrition*, vol. 133, n. 10, 2003, págs. 3041-3046.

Jacquelyn Rudis, «Verdadero o falso: comer chocolate (u otros alimentos grasosos) causa acné», *Western New York Urology Associates*, disponible en: <https://www.wnyurology.com/content .aspx?chunkiid=167430>.

Jessica Sulema Rodarte-Acosta y Martha Alejandra Morales-Sánchez, «El rol de la microbiota intestinal en la dermatitis atópica», *Revista del Centro Dermatológico Pascua*, vol. 30, n.º 2, 2021, págs. 76-83.

Jing-Jing Li, Chang J. Huang y Dong Xie, «Anti-obesity effects of conjugated linoleic acid, docosahexaenoic acid, and eicosapentaenoic acid», *Molecular Nutrition & Food Research*, vol. 52, n.º 6, 2008, págs. 631-645.

José Manuel Carrascosa, Vicenç Rocamora, Rosa María Fernández-Torres et al., «Obesitiy and psoriasis: Inflammatory Nature of Obesity, Relationship Between Psoriasis and Obesity and Therapeutic Implications», *Actas Dermo-Sifiliográficas*, vol. 105, n.º 1, 2014, págs. 31-44.

Julia Benedetti, «Estructura y funcionamiento de la piel», *Manual MSD*. Versión para público general, disponible en: <https://www.msdmanuals.com/es-es/hogar/trastornos-de-la-piel/biolog%C3%ADa-de-la-piel/estructura-y-funcionamiento-de-la -piel>.

K. Miyazaki, N. Masuoka, M. Kano y R. Iizuka, «Bifidobacterium fermented milk and galacto-oligosaccharides lead to improved skin health by decreasing phenols production by gut microbiota», *Beneficial microbes*, vol. 5, n.º 2, 2012, págs. 121-128.

Kamila Tokarska, Sławomir Tokarski, Anna Woźniacka, Anna Sysa-Jędrzejowska y Jarosław Bogaczewicz, «Cellulite: a cosmetic or systemic issue? Contemporary views on the etiopathogenesis of cellulite», *Postepy Dermatologii I Alergologii*, vol. 35, n.º 5, 2018, págs. 442-446.

Kimberly Holland, «Psoriasis y artritis», Healthline, disponible en: <https://www.healthline.com/health/es/psoriasis#psoriasis-y-artritis>.

Kristin Walter, «Common Causes of Hair Loss», *Journal of American Medical Association*, vol. 328, n.º 7, 2022, pág. 686.

Kriteeka Saini y Venkataram Mysore, «Role of vitamin D in hair loss: A short review», *Journal of cosmetic dermatology*, vol. 20, n.º 11, 2021, págs. 3407-3414.

Kun-Ju Zhu, Chi Zhang, Ming Li, Cheng-Yao Zhu y Yi-Ming Fan, «Leptin levels in patients with psoriasis: a meta-analysis», *Clinical and experimental dermatology*, vol. 38, n.º 5, 2013, págs.478-483.

L. Birnbaum, «Addition of conjugated linoleic acid to a herbal anticellulite pill», *Advances in Therapy*, vol. 18, n.º 5, 2001, págs. 225-229.

Lawrence S. Bass y Michael S. Kaminer, «Insights Into the Pathophysiology of Cellulite: A Review», *Dermatologic surgery: official publication for American Society for Dermatologic Surgery*, vol. 46, Supl. 1, n.º 1, 2020, págs. 77-85.

LEO Pharma, «¿Qué es la psoriasis?», LEO Pharma, disponible en: <http://www.leo-pharma.es/Pacientes/Psoriasis/Qué-es-la-Psoriasis-Causas-de-la-Psoriasis.aspx>.

Lisa Drayer, «¿El chocolate causa acné? La respuesta es complicada», *Expansión*, disponible en: <https://expansion.mx/tendencias/2019/02/24/el-chocolate-causa-acne-la-respuesta-es-complicada>.

Lisa F. Dawson, Elizabeth H. Donahue, Stephen T. Cartman, Richard H. Barton, Jake Bundy, Ruth McNerney, Nigel P. Minton y Brendan W. Wren, «The analysis of para-cresol production and tolerance in Clostridium difficile 027 and 012 strains», *BMC microbiology*, vol. 11, n.º 1, 2011, págs. 1-10.

Luis Miguel Becerra, «Terapia nutricional para el acné», *Revista de la Asociación Colombiana de Dermatología y Cirugía Dermatológica*, vol. 22, n.º 3, 2014, págs. 258-259.

Luz Angélica Patiño y Camilo Andrés Morales, «Microbiota de la piel: el ecosistema cutáneo», *Revista de la Asociación Colombiana de Dermatología*, vol. 21, 2, 2013, págs. 147-158.

M. Teresa Martín-Aragón, «Nutrición y salud de la piel y el cabello. Consejo farmacéutico», *Farmacia Profesional*, vol. 23, n.º 1, 2009, págs. 71-77.

M.ª José Muñoz, «Acné y su tratamiento», *Offarm*, vol. 20, n.º 8, 2001, págs. 71-81.

M. J. Gil Díaz, Pablo Boixeda de Miquel, María Teresa Truchuelo Díez y P. Morais Cardoso, «Rosácea: revisión y nuevas alternativas terapéuticas», *Semergen: revista española de medicina de familia*, vol. 37, n.º 2, 2011, págs. 83-86.

M. S. Westerterp-Plantenga, «Fat intake and energy-balance effects», *Physiology & Behavior*, vol. 83, n.º 4, 2004, págs. 579-585.

M.ª Antonia Lizarraga Dallo, «Nutricosméticos. ¿Son peligrosos?», *Más dermatología*, vol. 6, 2008, págs. 17-21.

María Gabriela Uzcátegui Díaz, Angélica María Uzcátegui, Ana María Sáenz, Marialejandra Solano, «Microbiota, microbioma y su manipulación en enfermedades de la piel», *Dermatol Venez*, vol. 58, n.º 2, 2020, págs. 10-21.

Marielle Jamgochian, Mahin Alamgir y Babar Rao, «Diet in Dermatology: Review of Diet's Influence on the Conditions of Rosacea, Hidradenitis Suppurativa, Herpes Labialis, and Vitiligo», *American Journal of Lifestyle Medicine*, vol. 17, n°. 1, 2021.

MedlinePlus, «Aminoácidos», Medline Plus. Información de salud para usted, disponible en: <https://medlineplus.gov/spanish/en cy/article/002222.htm>.

MedlinePlus, «Cambios en el cabello y en las uñas con la edad», MedlinePlus. Información de salud para usted, disponible en: <https://medlineplus.gov/spanish/ency/article/004005.htm>.

MedlinePlus, «Cambios en la piel por el envejecimiento», Medline Plus. Información de salud para usted, disponible en: <https://medlineplus.gov/spanish/ency/article/004014.htm>.

MedlinePlus, «Cambios en la piel por el envejecimiento», MedlinePlus. Información de salud para usted, disponible en: <https://medlineplus.gov/spanish/ency/article/004014.htm>.

Michael Greger, «¿Causa acné el chocolate?», Nutrition Facts, disponible en: <https://nutritionfacts.org/es/2021/12/23/causa-acne-el-chocolate/>.

Michael Schunck, Vivian Zague, Steffen Oesser y Ehrhardt Proksch, «Dietary Supplementation with Specific Collagen Peptides Has a Body Mass Index-Dependent Beneficial Effect on Cellulite Morphology», Journal of Medicinal Food, vol. 18, n.º 12, 2015, págs. 1340-1348.

Microbiota y bienestar, «Del intestino a la piel: ¿Cómo influye la salud intestinal en nuestra piel?», Microbiota y bienestar, disponible en: <https://www.microbiotaybienestar.es/intestino-piel-como-influye-salud-intestinal/>.

Nanette B. Silverberg, Mary Lee-Wong y Gil Yosipovitch, «Diet and atopic dermatitis», Cutis, vol. 97, n.º 3, 2016, págs. 227-232.

Naoko Kanda, Toshihiko Hoashi y Hidehisa Saeki, «Nutrition and Psoriasis», International Journal of Molecular Science, vol. 21, n.º 15, 2020.

Naoko Kanda, Toshihiko y Hidehisa Saeki, «Nutrition and Atopic Dermatitits», Journal of Nippon Medical School, vol. 88, n.º 3, 2021, págs. 171-177.

National Human Genome Research Institute (NIH), «Fibroblasto», NIH, disponible en: <https://www.genome.gov/es/genetics-glossary/Fibroblasto#:~:text=Un%20fibroblasto%20es%20un%20tipo,marco%20estructural%20de%20los%20tejidos>.

Neil Sadick, «Treatment for cellulite», International Journal of Women's Dermatology, vol. 5, n.º 1, 2019, págs. 68-72.

Organización Mundial de la Salud, «Alimentación sana», OMS, disponible en: <www.who.int/es/news-room/fact-sheets/detail/healthy-diet>.

Pamela T. Price, Carolanne M. Nelson y Steven D. Clarke, «Omega-3 polyunsaturated fatty acid regulation of gene expression», *Current Opinion in Lipidology*, vol. 11, n.° 1, 2000, págs. 3-7.

Rajendrasingh J. Rajput, «Influence of Nutrition, Food Supplements and Lifestyle in Hair Disorders», *Indian dermatology online journal*, vol. 13, n.° 6, 2022, págs. 721-724.

Richard S. Lord, Bradley Bongiovanni y J. Alexander Bralley, «Estrogen metabolism and the diet-cancer connection: rationale for assessing the ratio of urinary hydroxylated estrogen metabolites», *Alternative Medicine Review: A Journal of Clinical Therapeutic*, vol. 7, n.° 2, 2002, págs. 112-129.

Ru Dai, Wei Hua Wei Chen, Lidan Xiong y Li Li, «The effect of milk consumption on acne: a meta-analysis of observational studies», *Journal of the European Academy of Dermatology and Venerology*, vol. 32, n.° 12, 2018, págs. 2244-2253.

Sociedad Española de Nutrición Comunitaria, *Guía de la alimentación saludable para atención primaria y colectivos ciudadanos*, Barcelona, Sociedad Española de Nutrición Comunitaria, 2018.

Sonia Leranoz «La caspa. Causas y tratamiento», *Offarm*, vol. 21, n.° 2, 2002, págs. 71-76.

T. Grant Phillips, W. Paul Slomiany y Robert Allison, «Hair Loss: Common Causes and Treatment», *American family physician*, vol. 96, n.° 6, 2017, págs. 371-378.

Thulja Trikamjee, Pasquale Comberiati, Enza D'Auria, Diego Peroni y Gian Vincenzo Zuccotti, «Nutritional Factors in the Prevention of Atopic Dermatitis in Children», *Frontiers in paediatrics*, vol. 8, 2021.

Tomás Pozo Román y Beatriz Mínguez Rodríguez, «Dermatitis atópica y dermatitis seborreica», *Pediatría Integral*, vol. 3, 2021.

Valentina Marysol Cuevas Cuevas, Olinda Leonor Vásquez Reyes y Cristian Eduardo Álvarez Castro, «Psoriasis: nutrición, estilos de vida y su relación con el síndrome metabólico», *Revista de la facultad de ciencias médicas*, vol. 16, n.° 1, 2019, págs. 33-34.

Victoria Estrella et al., «La piel y sus nutrientes», *Revista Argentina de Dermatología*, vol. 96, n.° 2, 2015, págs. 117-133.

Vishal Gupta y Vinod Kumar Sharma, «Skin typing: Fitzpatrick grading and others», *Clinics in dermatology*, vol. 37, n.° 5, 2019, págs. 430-436.

Wendy E. Roberts, «Skin type classification systems old and new», *Dermatologic clinics*, vol. 27, n.° 4, 2009, págs. 529-33-viii.

NOTAS

_____

_____

_____

_____

_____

_____

_____

_____

_____

_____

_____